医学精萃系列

MANUAL FOR EYE EXAMINATION AND DIAGNOSIS

眼科检查诊断手册

（原著第九版）

（美）马克 W. 莱特曼　著
Mark W. Leitman

闫　峰　主译
黄振平　审校

译者
闫　峰　德吉曲珍　叶　巍

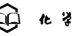
化学工业出版社
·北京·

本书原著为第九版，是一部经典的眼科医学指南。书中对眼科临床中的基本检查、检查仪器、主要疾病进行了全面系统的阐述，内容贴近最新临床进展，各章节按照从检查到诊断、从诊断到治疗的思路编写，为读者理清了眼科临床诊断和治疗的思路。本书中包含550多幅临床图片，生动直观，图文并茂。

本书适用于眼科医师及眼科专业医学生。

Manual for Eye Examination and Diagnosis /by Mark W Leitman

ISBN 978-1-119-24361-8

Copyright© 2017 by John Wiley & Sons, Inc. All rights reserved.

Authorized translation from the English language edition published by John Wiley & Sons, Inc

本书中文简体字版由 John Wiley & Sons, Inc 授权化学工业出版社独家出版发行。未经许可，不得以任何方式复制或抄袭本书的任何部分，违者必究。

北京市版权局著作权合同登记号：01-2018-4195

图书在版编目（CIP）数据

眼科检查诊断手册 /（美）马克 W. 莱特曼（Mark W. Leitman）著；闫峰主译 . —北京：化学工业出版社，2018.7

（医学精萃系列）

书名原文：Manual for Eye Examination and Diagnosis

ISBN 978-7-122-32183-1

Ⅰ.①眼… Ⅱ.①马…②闫… Ⅲ.①眼病-诊疗-手册 Ⅳ.①R771-62

中国版本图书馆CIP数据核字（2018）第106026号

责任编辑：杨燕玲　　　　　　　　　装帧设计：刘丽华
责任校对：王素芹

出版发行：化学工业出版社（北京市东城区青年湖南街 13 号　邮政编码 100011）
印　　装：北京瑞禾彩色印刷有限公司
710mm×1000mm　1/16　印张 17　字数 280 千字　　2018 年 9 月北京第 1 版第 1 次印刷

购书咨询：010-64518888（传真：010-64519686）　　售后服务：010-64518899
网　　址：http://www.cip.com.cn
凡购买本书，如有缺损质量问题，本社销售中心负责调换。

定　　价：149.00元　　　　　　　　　　　　　版权所有　违者必究

认真的学生就像种子一样：
有无限的潜力，它可以在任何地方生长。

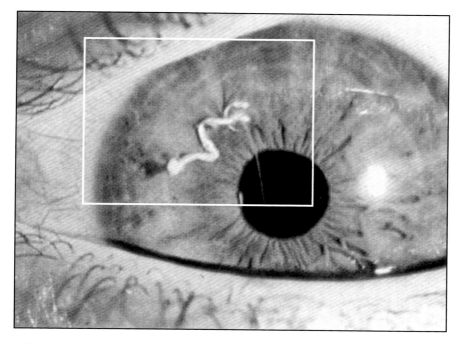

一粒种子通过角膜穿透伤口进入一名 8 岁男童眼内后，嵌入虹膜。数月之后，种子
开始发芽，肉眼即可视

声　明

　　本书旨在为进一步的科学研究、理解和讨论提供参考，不作为任何健康科学工作人员治疗患者中指荐或提倡特定方法、诊断或治疗的依据。本书出版商和作者对本书内容的准确性或完整性不作任何陈述或保证，具体地，否认所有保证，包括但不限于对特定目的的任何暗示保证。鉴于正在进行的研究、设备的改造、政策的变化，以及与药物、器械、设备的使用相关信息的不断更新，读者应审查和评估每种药品、设备、器械的说明书中提供的信息，以及说明书中的任何改变、适用范围、新增的注意事项和预防措施等。读者应向适当的专业人员咨询。本书中引用涉及了一些机构、网站和 / 或更多信息的潜在来源，但并不代表本书出版商和作者认可这些组织或网站提供或建议的所有信息。此外，读者应该知道，本书涉及的某些互联网网站在本书编写或出版后或许已经有所变化，甚至可能早不存在。对由本书促销宣传产生和引申的内容不做担保。本书出版商和作者均不为由此产生的任何损害负责。

　　封面图像：由 Julia Monsenego, CRA, Wills Eye Hospital 和 Carl Zeiss Meditec. Inc. 提供。

前　言

　　44 年前，当我还是名医学生的时候，在为期两周的眼科轮转期间，开始编写这本书的第一版。在我担任眼科住院医师的第一年，我的上司保罗·亨肯医生给予了我莫大的帮助和鼓励，促使本书第一版得以出版。那时，我发现所有的眼科入门书籍都在 500 页以上甚至更多，很难做到短时间内阅读并理解其中的内容。考虑到这一点，这本实用手册中的每个词语都经过了十分仔细的甄选，以便让学生能够理解其包含的更深层含义，了解数百种最常见的眼科疾病。本书对这些疾病从解剖、仪器、诊断和治疗方法等方面依次进行讨论，并附有 551 张图片加以说明。

　　花几个小时完整地阅读本书，希望能为您奠定一个良好基础，使您对眼科产生兴趣，享受这门美丽而日新月异的专业所带来的快乐。本书先前的版本受到读者极大的欢迎，被翻译成西班牙语、日语、印度尼西亚语、意大利语、俄语、希腊语、波兰语和葡萄牙语，并在印度出版了影印本。

　　在这里我要特别感谢 Johnson & Johnson eye care division，在其慷慨资助下，我才能够把本书第七版分发给 40000 名学生。我自己也赞助了第八版及这次新出版的第九版，分发给 69000 名医学生。还要感谢提供图片资源的 Pfizer 网站、Xalatan.com、各家期刊、Wills Eye Hospital、爱荷华大学、Montefiore Hospital 及各所大学。同样感谢我的医学院同学，现在担任俄亥俄州大学的助理教授的 Elliot Davidoff 和医学生 Lance Lyons，感谢他们给予了我无私的帮助。

　　第九版中更新了 50 张图片。我十分享受编写本书的过程，希望您也能够享受阅读本书的过程。在本书的编写和出版整个过程中，我没有接受任何资金，也没有与任何在本书中提及产品的公司联系。

　　如果您能提供改进下一版的建议和图片，我将十分感激。您可以发邮件至 mark.leitman@aol.com。

Mark W. Leitman

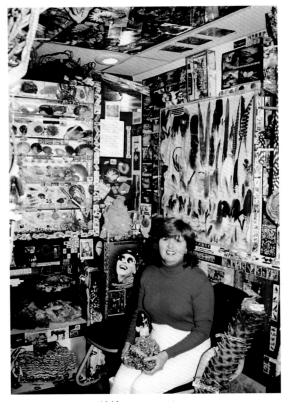

献给 Andrea Kase

　　没有一个优秀的团队，就不可能完成一个完整的眼科检查。在过去 35 年里，Andrea 作为我们团队的办公室主管、眼科技师、通信管理员（包括这本书最近的 7 个版本），一直热情地带领着我们的团队。在她的鼓励下，我把自己从自然界收集的岩石及其他收藏品拿出来放在了候诊室，在她帮助下，我们建立了一间患者都期待参观的展览室。

眼科研究小组及设备的简介

眼科的检查需要许多精密、贵重的仪器设备，并由训练有素的专业人员进行操作。

眼科医师　一名合格的眼科医师要求完成四年的大学课程、四年的医学院校或骨科院校课程及三年的专业眼科住院医师培训。但是，现在通常还需要额外花 1 ～ 2 年的时间专门研究角膜及眼表疾病、玻璃体视网膜疾病、白内障、青光眼、神经眼科学、眼整形、病理学、小儿斜视或葡萄膜炎等亚专业。他们经常雇用 3 名专职卫生人员。眼科医师承担所有的眼部治疗，并且他们是唯一从事激光及其他眼部手术的专业人员。眼科激光治疗有 5 种不同的波长：氩激光用于治疗青光眼和视网膜疾病，尤其是糖尿病视网膜病变的治疗；Nd：YAG 激光通常用于白内障术后后发性白内障后囊切开，以及闭角型青光眼周边虹膜切开；准分子激光即 LASIK 手术，用于重塑眼角膜；飞秒激光则可以替代常规白内障摘除术中的特定人工操作部分；二氧化碳激光可用于治疗皮肤病。

视光医师（OD）　视光医师要求完成四年的大学课程、四年的视光学院的课程。除了不能从事眼科手术外，视光医师的工作与眼科医师并没有很大的区别，因此，他们既可以选择自己独立工作，也可以选择与眼科医师合作。他们的亚专业通常包括儿科眼病及低视力等。

验光技师（ABO，美国眼科光学委员会）　验光技师主要完成磨镜片并装入框架（眼镜技工）、为患者选择合适的眼镜（配镜师）。在美国不同的州，他们的培训和认证方法有很大的差异，但都需要完成两年制的社区大学课程。

义眼制造技师（BCO，BRDO，FASO）　义眼制造技师主要以学徒制度学习和传授技艺，并没有专门教这门技术的学校，但他们同样必须通过测试才能得到证书，在眼球摘除后他们需要安装所需义眼台（图 395）。

眼科技师　眼科技师有不同等级的许可证。在医学监督下，他们可以获取患者的病史；测眼压；检测屈光度和视野；检测视敏度；介绍隐形眼镜的佩戴方法；通过荧光素血管造影术来了解视网膜血流量等操作。眼科技师可以使用光学相干断层扫描（OCT）通过观察反射光下的眼内结构了解眼球的每一个层面及血管情况。在此过程中需要一种透明的介质，与超声波发出的反射声波形成对照。意识到眼科检查和操作过程的精准，必须要明白血红细胞的直径为7μm，而OCT则可以以每秒30000A波扫描检测到视网膜上5μm的改变，来评价水肿和青光眼引起的损伤。LASIK手术所制成的瓣有110μm（图59、图60），而epi-LASIK（微型角膜刀LASIK）所制成的瓣仅有30μm（图67）。A超在白内障手术中通过测量视轴长度来决定人工晶体的屈光度，B超则用于检测每一层面。超声可用于屈光间质浑浊的眼球，浑浊间质限制了直接观察或者用OCT检测。

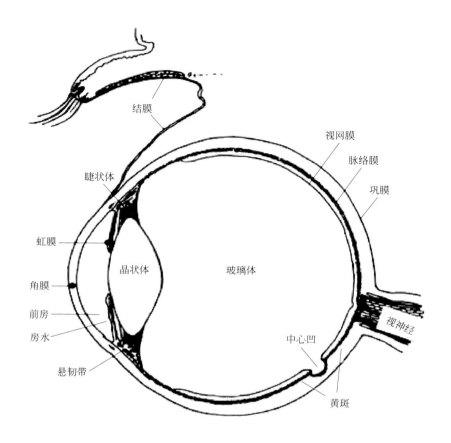

角膜	透明，眼球前部
虹膜	调节进光量的色素膜
房水	眼球前部的透明液体
睫状体	产生房水并调节晶状体
晶状体	透明，调节光线的屈光间质
玻璃体	呈透明胶状样，填充眼球后部
巩膜	眼球外部的硬性、白色外壳
结膜	覆盖巩膜和内眼睑的黏膜层
视网膜	眼球内层，包括光敏的视锥细胞和视杆细胞
黄斑	视网膜无血管区域，为视力最敏锐区域
中心凹	黄斑中央的凹陷区域，与中心固视对应
脉络膜	视网膜和巩膜之间的血管层
视神经	将视觉刺激从视网膜传递到大脑
悬韧带	从睫状体处牵拉晶状体的纤维

目 录

第1章
病史

　　病史所包括的内容主要有患者的主诉、生理疾病、目前的药物治疗、药物过敏情况、眼科疾病的家族史等方面。

常见的主诉	原　因
持续性视力下降	1. 聚焦障碍是最主要的症状。所有人最终需要佩戴眼镜矫正视力，而选择合适的镜片则会占据眼科专业治疗的一半时间。 2. 白内障是每个人在晚年都会发生的晶状体浑浊性疾病，在全球范围内，未接受手术治疗的白内障是导致失明的主要原因。在美国，每年完成超过330万例的白内障手术。 3. 在美国，患有糖尿病的成年人人数可高达13%。还有40%具有糖尿病倾向。因此，65岁以下人群中糖尿病成为失明的主要原因。 4. 老年性黄斑变性（AMD）会导致中心视力丧失，是65岁以上老年人失明的主要原因。年龄超过75岁的老年人有25%出现症状，而超过100岁的老年人症状出现率为100%。 5. 青光眼通常是由于眼内压升高导致视神经损伤的一类疾病。发病年龄通常在35岁以后，在美国已有200万人患有青光眼，黑色人种的发生率为白色人种的5倍。青光眼患者刚开始周边视力受累，出现症状时通常已到晚期，这也是平时建议要做常规眼科检查的主要原因。
短暂性视力丧失（持续小于0.5h，伴或不伴闪光感）	对于年轻的患者，通常考虑是由大脑动脉的发作性痉挛引起的。随着年龄的增长，通常考虑为动脉斑块引起的血栓导致短暂性视力丧失。
飞蚊症	飞蚊症是指眼前出现飘动的小黑影，这种现象几乎每个人都经历过，其原因主要是在正常透明的玻璃体内出现悬浮颗粒物。一般情况下，这种情况属于生理现象，但是，也有因出血、视网膜脱离及其他严重情况造成的。
闪光感（幻视）	闪光感占视网膜异常主诉的84%，通常为单侧性。仅有闪光感主诉者多数考虑为玻璃体牵拉视网膜所引起（图523）。如果大脑视中枢受损，最常见（16%）的症状为偏头痛，但是，对于有些患者，尤其是老年患者，会出现短暂性脑缺血发作的症状。由大脑原因引起的闪光现象通常为双侧性的，且可看到更多形成的图像，如曲线等（图133）。

常见的主诉	原　因
夜盲症	通常因未及时更换眼镜而发生夜盲症，但是也有因衰老、白内障等原因引起的。视网膜色素变性和缺乏维生素A也可以引起夜盲症，但是比较少见。
复视	斜视是指两眼不能同时注视相同的方向，在人群中的发病率为4%。当患者遮住一只眼睛后，双眼复视消失。无斜视患者的复视常与视物模糊混淆，或由癔症或单眼屈光介质浑浊引起。当患者遮住一只眼睛后，复视仍存在，以此进行鉴别。
光敏感（畏光）	除了因眼部炎症或脑导致的畏光症状外，畏光症状的最常规治疗方法为佩戴有色眼镜。虹膜色素较浅的眼睛或白化症眼的光内反射也可以引起畏光症状，此外，黏液、晶状体、角膜浑浊、视网膜变性引起的光色散也是导致畏光的原因。
痒	最常见的原因为过敏和干眼症。
头痛	对头痛的患者经常需要排除眼部因素，寻找引起头痛的原因。 1. 视物模糊或用眼导致的眼部肌肉失衡可引起头痛。 2. 80%～90%头痛是由情绪紧张引起，当患者伴有焦虑时，头痛症状会更加严重，且常伴有双侧太阳穴部位及颈部疼痛。 3. 偏头痛在女性中的发病率为18%，而男性仅为6%，可周期性发作，经常可持续数小时，但不会超过1天，常伴有恶心、双眼视物模糊，出现闪光、锯齿形光等症状。睡眠可缓解其症状，而亮光及某些食物可加重其症状。 4. 鼻窦炎会引起眼部隐痛、鼻窦的阵发性触痛（图207），此类患者可能与鼻塞及过敏史相关。 5. 与月经相关的头痛具有周期性特点。 6. 颈部、鼻黏膜或颅内硬脑膜等部位和眼一样受三叉神经支配，因此，当这些部位的神经受到刺激会引起眼锐痛，常持续几秒便消失。 7. 如果头痛症状影响患者的睡眠，并且持续时间较长，或是与局部的神经系统症状相关，则应考虑为神经系统性疾病。
视幻觉	视幻觉常见于老年患者，尤其是患有痴呆、精神疾病，或是失明、失聪等感官刺激下降的老年患者。许多治疗药物，包括头孢菌素类、磺胺类药物、治疗帕金森病（震颤性麻痹）类药物如多巴胺、血管收缩剂和血管扩张剂也会引起视幻觉。
溢泪	溢泪常因情绪变化或眼部受到刺激导致的眼泪分泌增多，或是正常分泌的眼泪流向鼻腔途径受阻。

临床疾病

这里提到了所有系统性疾病，其中糖尿病和甲状腺疾病是与眼科疾病关系最密切的两种疾病。

糖尿病

1. 对于矫正视力之后仍有视物模糊的患者而言，最先想到的就是糖尿病，其原因主要为高血糖导致眼部晶状体病变（见封面图）。

2. 糖尿病是引起第 3、4、6 对脑神经发生麻痹的最常见原因，其原因主要为脑干血管闭合导致的缺血性神经病变。复视可能是其出现最早的症状，经常在 10 周内消失。

3. 微血管病变引起的视网膜疾病可引起黄斑水肿，是年龄低于 65 岁的患者视力受损的主要原因。早期治疗对糖尿病的预后具有重要作用，因此，糖尿病患者应当每年做一次眼科检查。视网膜病变在儿童中极其罕见，因此 1 型糖尿病患儿在 15 岁之后才进行视网膜病变的筛查，或在诊断 1 型糖尿病 5 年以后才进行视网膜病变的筛查。

自身免疫性甲状腺疾病（Graves' 病）

这类疾病表现为眼眶病变，可伴有甲状腺功能增高或降低。

1. 自身免疫性甲状腺疾病是引起眼球外突最常见的原因，即所谓的突眼。突眼主要因成纤维细胞的增生及眼眶内黏多糖的浸润引起。在甲状腺突眼患者中，由于眼球突出或因具有提上睑作用的 Müller's 肌受到刺激引起眼睑收缩而造成巩膜暴露，因此，在绝大多数时候，患者的角膜上缘与眼睑之间有白色的巩膜暴露，可作为甲状腺疾病诊断的依据（图 1、图 2）。严重的突眼患者，可予以皮质类固醇激素、放射治疗，甚至眼眶减压术等治疗（图 3）。

2. 当累及眼部肌肉后可引起复视，利用电子计算机断层扫描（CT）可明确诊断（图 2、图 3）。

3. 突眼可导致白天眼球过度暴露，晚上不能闭眼（兔眼症），最终导致角膜干燥。

4. 视神经压迫是最严重的并发症，在甲状腺疾病的患者中，其发生率为 4%，严重者可导致永久性视力丧失（图 2）。当患者出现视力受损时，应立即静脉内注射类固醇激素。

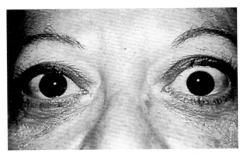

图 1 暴露上部巩膜的甲状腺突眼

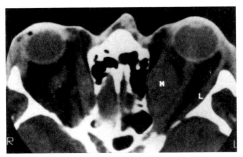

图 2 甲状腺病患者的眼眶 CT 扫描示病变累及内直肌，外直肌尚未受累

左侧视神经受到压迫引起视神经病变，称为眶尖综合征（由 Jack Rootman 提供）

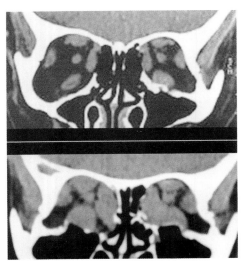

图 3 Grave's 病患者眼眶的 CT 扫描

减压手术前的眼眶（上图），右眶底截骨术后（下图），通常会打开三面眶壁，打开四面者少见。注意增厚的眼外肌（由 Leilo Baldeschi 博士提供，Ophthalmology, July 2007, Vol. 114, 1395-1402）

药物（眼部的副作用）

这里提到了患者所用的药物。临床上在使用以下几类常用的处方药时，眼科医师应监测药物对眼的副作用。

羟氯喹（硫酸羟氯喹制剂）最初是治疗疟疾的药物，现在已成为治疗类风湿性关节炎、红斑狼疮、干燥综合征等自身免疫性疾病的最基本的药物。而羟氯喹可引起牛眼样黄斑病变（图4）及角膜沉积，患者在用药之前应做一次全面的眼科检查，包括视敏度、阿姆斯勒方格表、色觉等检查，还要检查视网膜以排除原本存在黄斑病变的情况。并且在治疗后应当随访6个月。依据用药剂量及用药时间，必要时医师会要求做进一步的检查。当用药剂量超过6.5mg/kg时，尤其是用药时间已超过5年，或原本存在黄斑病变时，药物的副作用会更加严重。服用大剂量药物的患者，需要行常规检查周边视野及光学相干断层扫描（OCT）以检测中心凹周围的视网膜色素上皮细胞是否受损。

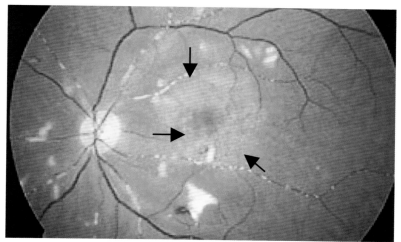

图4 系统性红斑狼疮患者因服用羟氯喹导致牛眼样黄斑病变
因狼疮引起血管炎和白色棉絮斑块（由 Russel Rand 博士提供，Arch. Ophthalmol 2000. 04, Vol. 118, 588-589 提供。美国医学学会，2000 年版权所有）

多种药物都会引起视网膜病变，如吩噻嗪镇静剂（图5），常用于治疗乳腺癌的烟酸、降血脂制剂、三苯氧胺等药物（图6～图8），以及用于治疗多发性硬化和丙型肝炎的干扰素。

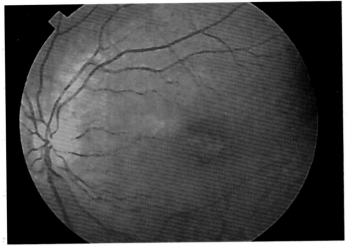

图 5　服用吩噻嗪引起的黄斑病变伴有黄斑区斑片状阴影

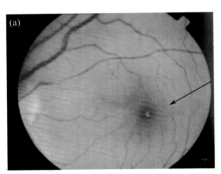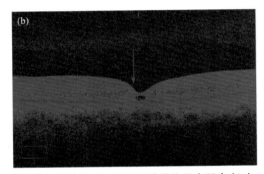

图 6　服用他莫昔芬引起的黄斑病变，伴有结晶状沉积物（a）；OCT 示结晶位于小凹内（b）
（由 Joao Liporaci 博士提供）

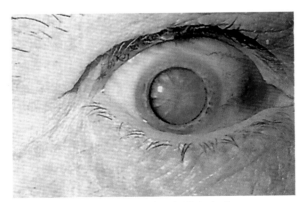

图 7　他莫昔芬引起的白内障

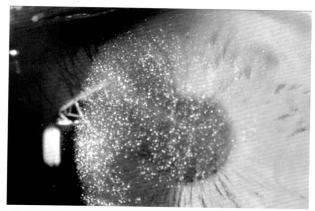

图8 除了导致黄斑病变和白内障外，他莫昔芬还可以导致角膜的结晶样沉积（角膜病）
（由 Olga Zinchck 博士及 Arch. Ophthalmol 2006. 07, Vol. 124, 1046. 提供。美国医学学会，2006 年版权所有）

乙胺丁醇、利福平、异烟肼、链霉素等治疗结核的药物以及盐酸氟西汀（百忧解）、帕罗西汀、舍曲林等抗抑郁的药物都可引起视神经病变，皮质激素可导致后囊性白内障（图400），青光眼、免疫功能低下可增加疱疹性角膜炎的发病率。

坦索罗辛是治疗前列腺肥大最常用的药物。坦索罗辛通过影响瞳孔扩大的功能，而增加白内障术后并发症，这种情况被称为术中虹膜松弛综合征（IFIS）。瞳孔扩张器（图9）和瞳孔扩张药物常用于预防此类并发症。

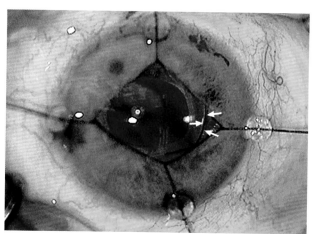

图9 虹膜牵开器是用于白内障手术中打开未散大的瞳孔的方法之一
注意位于虹膜后部可视植入人工晶体的边缘（↑）
（由 Bonnie Henderson 博士提供，哈佛医学院）

Stevens-Johnson 综合征（图 10）是对异物产生免疫反应引起的一类症候群，最常见的为磺胺类药物、巴比妥类及青霉素引起的免疫反应。同样，还有其他 100 种药物也有相似的反应。经常对皮肤及黏膜造成伤害，在大约 35% 的 Stevens-Johnson 综合征患者中是致命的。

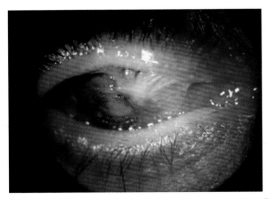

图 10　Stevens-Johnson 综合征伴炎症，眼睑、球结膜粘连

（引自 Am. J. Ophthalmol 2008. 08,Vol. 1146, 271. 处获得许可并转载。《穹窿重建的手术策略，基于睑球粘连严重程度》，Ahmad Kheirhah, Gabriella Blanco, Victoria Casas, Yasutaka Hayashida, Vadrecu K. Radu, Scheffer C.G. Tseng。爱思唯尔，2008 年版权所有）

前列腺素衍生物是治疗青光眼最常用的处方药物，但是服用这类药物可导致不可逆性虹膜颜色加深、变黑（图 11），伴可逆性睫毛增长及双侧眼睑皮肤发黑（图 13）。正因为具有这种作用，又发明了另一种药物，即睫毛增长液，以每天一次的频率涂抹于上睑睫毛，可起到使睫毛变黑、变长的美容效果。这类药物可以减少眶内脂肪，起到使上睑凹陷的作用（图 12）。

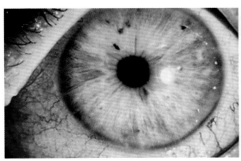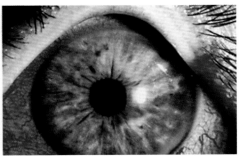

图 11　拉坦前列腺（适利达）治疗 3 个月后蓝色虹膜颜色加深、变黑

适利达是治疗青光眼最常用的药物

（由 N. Dfeiffer 博士，P. Appleton 博士及 Arch. Ophthalmol, 2011. 02, Vol. 119, 191. 提供。美国医学学会，2001 年版权所有）

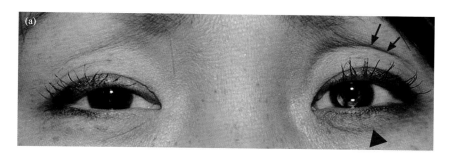

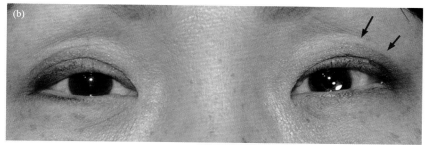

图 12 （a）使用前列腺素衍生物一年后出现左侧眼眶脂肪萎缩，上眼睑处出现明显的凹陷（↑）伴皮肤颜色变黑（^）（由艾奥瓦大学提供，Eyerounds.org）（b）左眼继续使用此滴眼剂一年后出现眶脂肪萎缩，睫毛增长、颜色加深，皮肤色素沉着加重（N. Pfeiffer 博士，P. Appleton 博士及 Arch. Ophthalmol, 2011. 02, Vol. 119, 191. 提供。美国医学学会，2011 年版权所有）

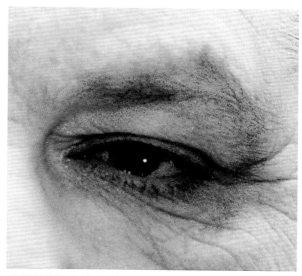

图 13　患者左眼长期使用前列腺素衍生物，导致眼周皮肤出现色素沉着，睫毛增长、颜色加深，眶周脂肪萎缩，上眼睑沟明显加深

胺碘酮（可达龙）是最有效的抗心律失常的药物之一，西地那非（万艾可）、他达拉非（西力士）、伐地那非（艾丽达）等药物常用于治疗勃起功能障碍，服用上述药物具有导致非动脉性的前部缺血性视神经病变的可能性。胺碘酮在大多数情况下都会导致角膜色素沉着，一般对视力并不会造成太大的影响，但是会导致眩光（图14）。

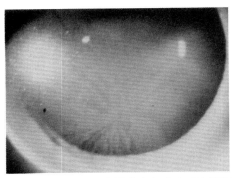

图14　磷脂沉着综合征患者中，几乎所有的患者都会出现角膜下方由中心向四周的放射状上皮、沉着

磷脂沉着综合征是 X 染色体连锁的系统性鞘糖脂沉积性疾病。通过裂隙灯检查是诊断此类疾病最常用、最首要的方法，这类疾病通过治疗可明显改善。几乎所有使用胺碘酮和羟氯喹患者最终也都会出现较难鉴别的色素沉着

（由 Neal A. Sher 博士及 Arch. Ophthalmol, 1979. 08, Vol. 97, 671-676. 提供。美国医学学会，1979 年版权所有）

药物的变态反应

在使用眼用滴剂之前应当按规定询问药物过敏史。新霉素是一种已广泛普及的抗生素滴眼液，而这类药物可导致结膜炎及眼部皮肤变红（图15）。

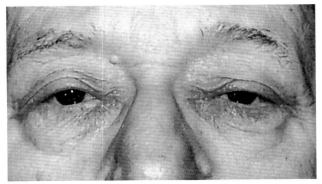

图15　人群中有 5%～10% 会出现新霉素过敏现象

眼部疾病的家族史

具有家族遗传性的眼科疾病很多,举几个例子来说,如白内障、屈光不正、视网膜变性、斜视等。青光眼患者的直系亲属患青光眼的概率为10%。80%偏头痛患者的直系亲属中患有相同疾病。

由于吸烟不仅会加重白内障、黄斑变性及所有类型的葡萄膜炎的发病率,而且会加重甲状腺疾病患者的眼球突出症状。因此,在询问病史时应当详细询问是否有吸烟史。在美国,吸烟(包括吸无烟烟草)的人数占约20%,在70岁的老年人中,80%的人患有高血压,超过50%的成年人患有糖尿病或有糖尿病倾向。根据预测,在2000年后每3个新生儿中有1个为2型糖尿病患者。在美国,1/3人为过度肥胖,1/3为超重。因此,应当让患者意识到通过改变生活方式才能避免这类慢性疾病的蔓延。患者应当时刻记住尽量少食红肉类和腌制的肉类、食盐、糖及饱和脂肪等,多食水果、蔬菜、豆类、坚果、鱼肉、全谷类食品。应当保持身材苗条、适当释放压力,并且提倡在日常生活中有规律地进行锻炼。

第2章
视力与屈光度的测定方法

视力

受检者在阅读斯内伦视力表（图16）时，将视力表置于6m（20ft）处，先遮住左眼检测右眼视力，再遮住右眼检测左眼视力，每次检查应依次检测左、右两眼在戴眼镜和不戴眼镜状态下的视力。

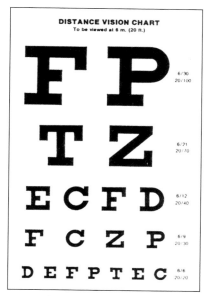

图16　斯内伦视力表

所测得的视力采用分数形式记录，分子为受检者与视力表之间的距离（通常为20），分母为该段具体所看到物体的大小，当所测得的视敏度小于20/20，那么一定存在视力下降，最常见的原因为屈光不正，比如佩戴的眼镜需要矫正屈光度等。

当视敏度小于20/20，应当用针孔检测视力，如果受检者通过针孔观察时视力有改善，则表明可以通过佩戴眼镜改善视力。

在检测儿童及成年文盲人视力时应采用"E"视力表，测试者应询问患者E字形的开口方向。检测近视力时，在距患者 14 英寸（36cm）处放一张阅读卡片进行检查。在检测视力之前应保证受检者佩戴的眼镜有合适的屈光度，否则会影响检测结果。

视力检查举例	
测量值：以英尺为单位（括号中单位为米）	意　义
20/20（6/6）	正常值，即在 6m（20ft）处，受检者能看见"正常"人在此距离所能看见的视标
20/30—2（6/9—2）	"正常"人在 9m（30ft）所能看见的视标，受试者需要 6m（20ft）才能看清，且漏了两个字母
20/50（6/15）	在美国多数州，领取驾驶证要满足至少一侧眼睛的视力为 20/50
20/200（6/60）	法定失明的标准，受检者在 6m（20ft）处看见"正常"人在 60m（200ft）所能看见的视标
10/400（3/120）	如果受检者在 6m（20ft）处看不清最顶部的视标，嘱受检者逐步向视力表走近，直到看清第一行视标为止，并将此时的距离作为分子
CF/2ft［在 0.6m（2ft）处数指］	如果受检者不能分辨第一行的视标，则嘱患者在最大距离处数指
HM/3ft［在 0.9m（3ft）处手动］	如果受检者在 0.3m（1ft）处仍不能正确数指，在受检者眼前摆动双手，并询问受检者是否看清
LP/Proj.（光感及定位）	检测受试者光感及是否能够判定光源的方向
NLP	无光感，完全失明

检测结果记录			缩写含义	
V̄s̄	OD	20/70+1	V	视力
	OS	LP/Proj.	s̄	未戴眼镜
			c̄	戴眼镜
			OD	右眼
V̄c̄	OD	20/20	OS	左眼
	OS	LP/Proj.	OU	双眼

视光学

正视眼（无屈光不正）

正视眼（图 17）将外界光线恰好聚焦在视网膜。

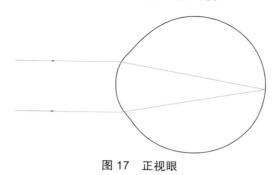

图 17　正视眼

屈光不正

在屈光不正的情况下外界光线不能聚焦在视网膜上，可分为四种类型：远视、近视、散光及老视。

■ 远视

远视眼把外界平行的光线聚焦在视网膜之后（图 18），患者远视，看一定距离比视近更清晰，但仍然需要配镜矫正。应选用凸透镜进行矫正（图 19），通过合适的凸透镜将光线聚焦在视网膜上，且远视眼的度数应以正数记录（D）。1D 屈光力相当于可将平行光线聚焦在 1m 焦距上（图 20）。

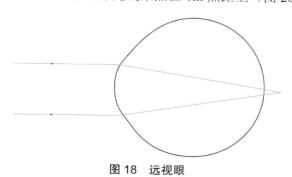

图 18　远视眼

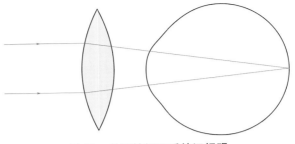

图 19　凸透镜矫正后的远视眼

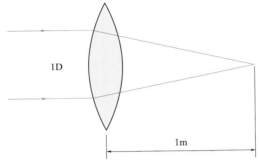

图 20　1D 的屈光力聚焦平行光线

■ 近视

近视眼把外界平行的光线聚焦在视网膜之前（图 21）。近视眼患者近视力好于远视力。通常患者十岁之前便患了近视，此后不断发展，直到二三十年后才趋于稳定。在 2016 年，美国进行了一项有史以来最大的研究，结果表明：在过去的 50 年里，美国年轻人近视眼的患病率增加了一倍多。据报道，在亚洲，60 年之前近视眼的患病率为人群的 10% ～ 20%，而如今高达 90%，近视眼与遗传、高层次的教育、从事近距离工作、缺乏户外活动、缺乏足够的阳光照射都有密切的关系。凹透镜可通过发散光线矫正近视眼（图 22）。

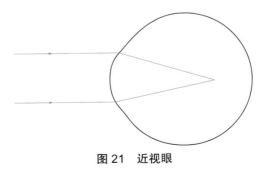

图 21　近视眼

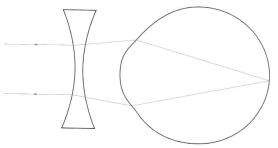

图 22　凹透镜矫正后的近视眼

　　屈光性近视是由于角膜或晶状体曲率增加引起的，而轴性近视则是由于眼轴延长导致的。在轴性近视中，有时视网膜被拉伸，甚至完全远离视盘（图 434），从而导致视网膜变薄伴裂孔或视网膜脱离（图 435），此种情况在 −6.00 D 的近视眼（高度近视）中比较常见，在大于 −10.00 D 的近视眼（病理性近视）中最常见。

■ 散光

　　在人群中，散光患病率为 85%，眼球形状呈球形，在不同的子午线上因屈光力不同，平行光线通过眼球后形成的焦点也不一致。规则散光，即在子午线上角膜屈光力均不相同，且相互成直角。规则散光可通过眼镜矫正，以在水平（180°）子午线上的散光为例（图 23），一束垂直的光线（AB）聚焦在视网膜上，而（CD）聚焦于视网膜前，通过一个近视的柱面透镜（图 24、图 25）使 CD 发生偏离，从而矫正此类规则散光。不规则散光由外伤或圆锥角膜引起的角膜表面不规则是其起病的主要原因。

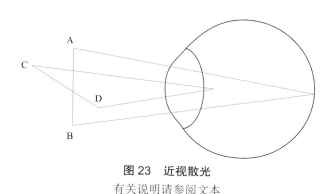

图 23　近视散光
有关说明请参阅文本

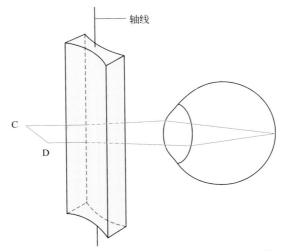

图 24　轴线为 90°的柱面凹透镜矫正近视眼复合散光

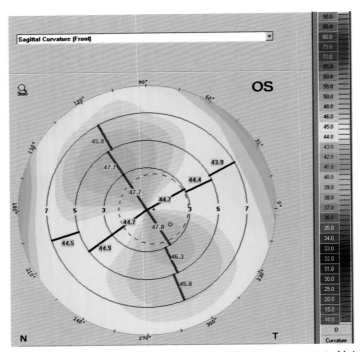

图 25　角膜散光的层析图像，120°轴上为最大屈光度 +47.70 D，30°轴上为最低屈光度 +44.51 D

通过在 30°轴上放一个 −3.00 D 的近视柱面透镜可纠正近视散光的误差（由 Richard Witlin 博士提供）

■ 老视

在 43 岁以后，几乎每个人都会发生老视，常见症状为视近困难。为把焦点从远处移到近处，正视眼需附加 +2.50D，即所谓的调节（图 348）。而眼睛的适应能力将从 14 岁时的 +14 D 降低到 50 岁时的 +2 D。

中年人可佩戴带有镜片的阅读眼镜，但是这种眼镜需要随年龄的增长不断更换。

40 ～ 45 岁	+1.00 ～ +1.50 D
50 岁	+1.50 ～ +2.00 D
55 岁以上	+2.00 ～ +2.50 D

全距离阅读镜（图 26）的附加镜片则会使视远模糊，而半距离阅读镜（图 27）及双焦点眼镜（图 28）则可以获得清晰的远距离视觉，因而既可用于看近视物，又可用于看远视物。双焦点渐变眼镜可用于视近和视远，但是价格不菲。

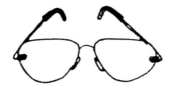

图 26　全距离阅读镜会使视远模糊

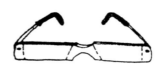

图 27　半距离阅读镜

图 28　双焦点眼镜

屈光

屈光技术决定了矫正屈光不正所需选择的镜片。

试镜箱和镜片

镜片（图 29）包括凸球面镜、凹球面镜及柱面透镜，在眼镜的框架上记录了球面透镜的屈光力和柱面透镜的轴线。

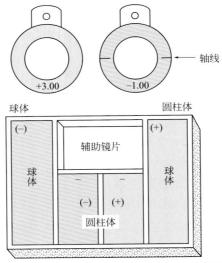

图 29   带有红色凹透镜和黑色凸透镜的试镜架

试镜架

试镜片放于试镜架（图 30）上，因镜片屈光效率随距离增加而降低，所以，屈光力最强的球面镜片要放在最靠近眼球的部位，而为了测定试镜架范围内的轴线，柱面镜片要放在离眼球最远的部位（0°～180°）。

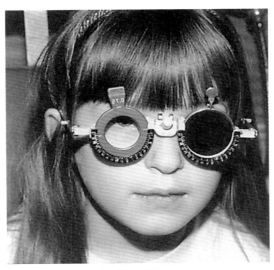

图 30   试镜架

带状光检影法（"flash"）

带状光检影法是一种用于患者在未接受主观屈光检查的情况下，确定屈光不正的方法，是在婴儿和文盲等不能提供足够的主观反应的患者中选择镜片最主要的方法。持检影镜（图31）置于眼前，距离约手臂长度，将线性光束直接投射在瞳孔上，不断旋转光束，使其与瞳孔反射的光线（图32）相平行，然后将光束在轴线上来回移动，从而测定散光的轴线（图33）。

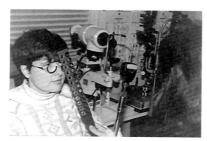

图31　带状光检影法

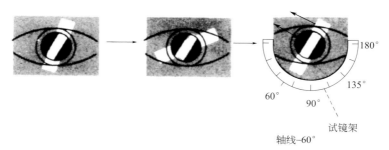

图32　通过检影确定散光的轴位

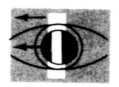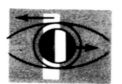

图33　运动与反向运动的瞳孔反射

如果反射光线与检影镜的光束的运动轨迹一致（正向运动），那么会在试镜架上增加一个（＋）镜片；如果反射光线与检影镜的光束的运动轨迹正好相反（反向运动），会在试镜架上出现一个（－）镜片；要是既没有"正向运动"，也没有"反向运动"，则表明已达到最终点。在前方增加－1.5 D用于评估子午线的屈光不正。把光束旋转90°使其他轴线发生折射。计算机自动验光仪也同样能进行相同的操作。

主观验光

主观验光是受检者对镜片的主观感觉，由旧的眼镜或视网膜检影法确定合适的与试镜架对应的镜片。遮住患者的一只眼睛，通过增加（+）或（−）0.25 D 的镜片，不断调节范围，并询问受检者何种镜片会更加清晰。然后在视觉最清晰时通过旋转镜片来调节柱镜的轴线，通过在轴线上调节（+）或（−）的柱镜以确定柱镜轴位。对于老视的患者，在校正距离后再确定阅读附加补偿。

以下简称用于记录屈光结果：W，旧的镜片度数；F，"闪光"，利用检影镜检测的屈光不正；M，主观验光，通过主观感觉矫正试验验光误差；Rx，最终处方，有时等同于主观验光。

既有远视，又有老视伴散光的患者需配双焦点眼镜，这类患者配的眼镜先由眼科医师或验光师开处方（图 36），然后把处方送到配镜的技师处，为受检者选择合适的框架。他们从远、近两个部位测量瞳孔间距（图 34），这样瞳孔中央视轴与光学透镜的中心相符合，在这之后才根据特殊的框架选择双焦点镜片的顶点（图 35）。

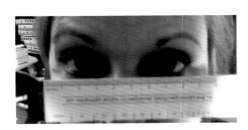

图 34　测定瞳孔间距

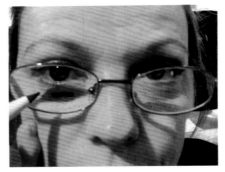

图 35　测定双焦点眼镜的顶点

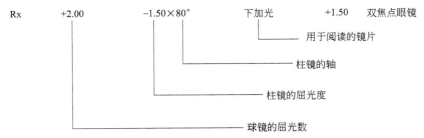

图 36　患有远视、散光的老花眼患者的双焦点眼镜处方

塑料镜片透光性好且不易破碎，因此通常都选用塑料镜片，尤其适用于儿童，对于特殊职业的安全眼镜，镜片会制作得更加薄一点，这种眼镜也具有耐刮伤的优点。

畏光的受检者由于对所有颜色不耐受，因此，医师经常选用灰色调镜片，这种镜片通过阻断平面光波，减少在驾驶、划船、滑雪时眩光。阳光中有害的紫外线 UVA 和 UVB 可引起皮肤癌、光性角膜炎、睑裂斑（图 276、图 277）、翼状胬肉（图 273 ～ 图 275）、加速白内障黄斑变性的发展等。而彩色镜片，包括偏光镜片通过其紫外线滤过功能滤过 98% ～ 100% 的 UVA 和 UVB 射线。品牌的变色镜片和变化的塑料镜片在太阳光线变颜色、变暗，有紫外线滤过的功能。

运动损伤，尤其是篮球、棒球、曲棍球及球拍类运动造成的损伤是导致儿童眼盲的主要原因，护目镜可以预防 90% 的此类运动相关性损伤。

角膜接触镜

塑料的角膜接触镜片发明于 1947 年，如今，在美国超过 400 万的人都将此作为眼镜的替代品，用于矫正近视、远视、散光及老视（图 37、图 38）。

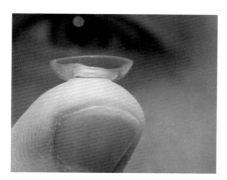

图 37　塑料的角膜接触镜片

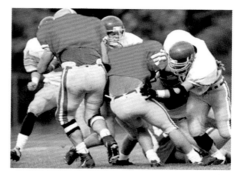

图 38　在任何一项运动中佩戴角膜接触镜会十分方便

角膜接触镜的其他用途还包括：
· 角膜形状不规则的情况下矫正视力。
· 有色和彩色的镜片（图 48）用于美容及缓解畏光反应。
· 义眼用于遮挡畸形、缺陷部位以及眼球摘除术后的患者（图 395）。
· 绷带式镜片则用于减轻由角膜擦伤或水肿引起的瞬目不适。

角膜接触镜适用人群

因为软性镜片占角膜接触镜的 95%，因此，在这一部分我们讨论软性镜片。对于干眼症、散光、角膜形状不规则的圆锥角膜患者而言，硬性透气性接触镜是首选。

佩戴角膜接触镜的禁忌证：

- 严重的过敏。
- 睑缘部位的感染（睑缘炎）。
- 结膜炎。
- 干眼症。
- 幼儿或老人。

角膜接触镜的佩戴

■ 角膜曲率计

在镜片折射之后，手动测量角膜曲率（图 39）或用电脑验光。角膜曲率计则可以显示佩戴角膜接触镜后对角膜造成的磨损（图 40）以及其他的角膜疾病。度数（P）、基弧（BC）及直径（DIA）是软性镜片的 3 个基础变量，也是购买任何类型的软性镜片时考虑的因素（图 41 ～图 43），曲率的大小决定镜片表面的突出度（图 43）。

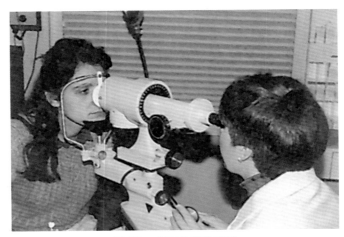

图 39　人工角膜曲率计

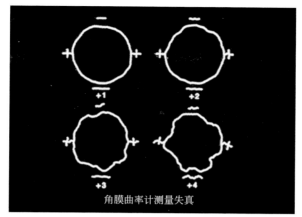

角膜曲率计测量失真

图40 人工角膜曲率计示投射在受损角膜上的图像，其角膜曲率数值异常

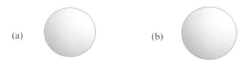

(a)　　　　(b)

图41 （a）直径 13.5mm；（b）直径 14.5mm

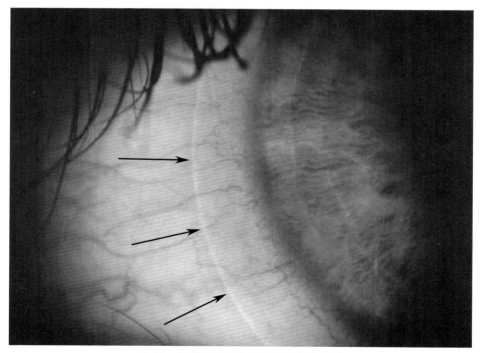

图42 角膜接触镜合适地贴附于角膜缘

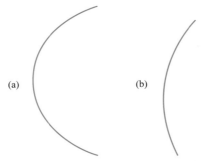

图 43 （a）陡峭的基线 8.2mm；（b）平坦的基线 9.1mm

选择镜片度数

对于同一个患者而言，角膜接触镜的度数与框架眼镜矫正视力的度数也有差异。在选择角膜接触镜镜片时，首先在眼睛上放一个与框架眼镜度数一致的角膜接触镜，然后，通过不断改变屈光度进一步选取精确的度数。角膜接触镜的镜片必须完全覆盖角膜，向外延伸至整个角膜缘（角巩膜交界部位；图 42），而且每次眨眼时镜片移动度为 0.5 ～ 1.0mm。如果没有达到足够的光轴性，可以尝试不同的基弧或直径。

角膜接触镜镜片的类型

大多数人只在白天佩戴角膜接触镜（"日戴型"），很少有人会用睡觉时佩戴的镜片（"长戴型"），因为这种角膜接触镜有一定的感染率，其感染的发生率为日戴型角膜接触镜的 5 倍。镜片可以每年只更换一次，但是常规为 2 周至 3 个月更换一次镜片（"更换频率"），或者是每天更换一次（"日抛型"）。镜片更换频率主要取决于舒适度和黏液累积速度（图 44）。

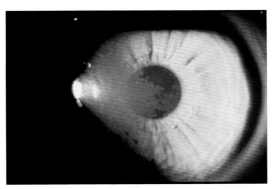

图 44 角膜接触镜上的黏液沉积

当散光度数大于等于 −0.75 时，则优先选择散光镜片。这种镜片通常外观呈椭圆形，会在 90°或 180°轴上有标记，并且在 6 点的方向加重，因此，这类镜片不能旋转（图 45、图 46）。在把镜片放在眼球上的过程中，应当把这些线条与 90°轴对齐，或者在原本的镜片上略微进行调整。

远视双焦点角膜接触镜可用于年龄大于 40 岁、具有近距离聚焦困难的患者（图 47），除此之外，这种镜片并没有多大的作用。矫正老视患者的视力时，用的双焦点接触镜可选用标准的球面接触镜，使一只眼用于看近物，另一只眼用于看远物，这也就是所谓的单眼视。通常来说，视力较好的主视眼用于视远。

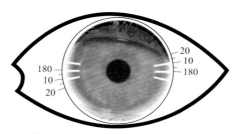

图 45　镜片上 180°标记正好对准眼睛中心位置

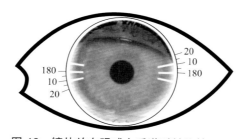

图 46　镜片放在眼球上后逆时针旋转 10°

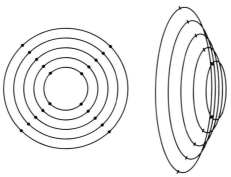

图 47　可选择的近视或远视的同轴双焦角膜接触镜片

透明、有色的软性镜片可增强虹膜的颜色，或用不透明的镜片直接改变虹膜的颜色（图48）。

就诊结束后，不可能所有的患者都能做到娴熟地戴上或者取下角膜接触镜，因此必须要重视正确的洗手方法，这很重要，并且要学会消毒、清洁和冲洗等操作，了解消毒液、清洁液和冲洗液的差异（图49～图51），同时还需要常备一副框架眼镜备用。

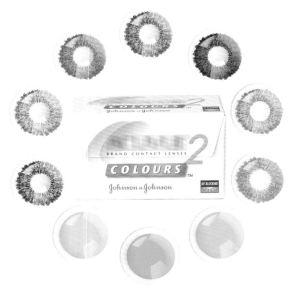

图 48　彩色的角膜接触镜片

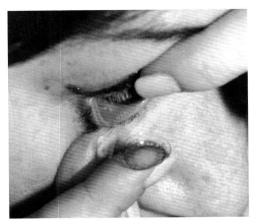

图 49　用食指指尖将角膜接触镜直接放在瞳孔上，中指下拉下眼睑，另一手的手指抬起上眼睑

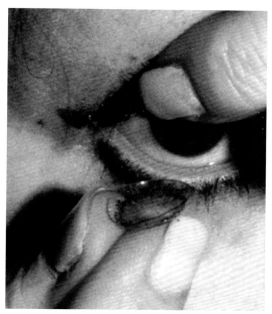

图 50　在取角膜接触镜时，首先将角膜接触镜从角膜滑到巩膜，然后用拇指和食指轻
轻地捏起来再拿走

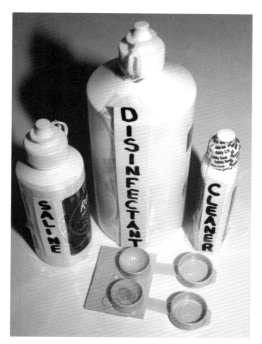

图 51　角膜接触镜护理液

常见问题

在 2010 年，对因器械相关损伤就诊于急诊的 144799 名儿童进行了调查研究，关于儿童对急诊部门的器械相关的访问，受访者表示，角膜接触镜是引起不良事件的最主要因素（占 23%），最常见的有角膜擦伤、结膜炎及出血。

1. 通过荧光素染料及角膜照射钻蓝色的光可以突出显示角膜擦伤和水肿，在角膜上皮细胞缺损或损伤部位会有荧光素附着或可见亮光（图 52、图 224）。

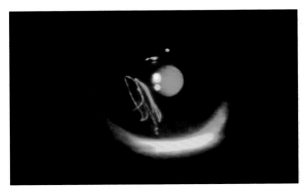

图 52　角膜荧光素染色

2. 上眼睑的结膜是最常被角膜接触镜刺激的部位。易患假性滤泡性结膜炎（图 53），而且角膜接触镜的沉着物可进一步加重其症状，易过敏患者则更加严重。角膜接触镜更换越频繁，假性滤泡性结膜炎的症状越严重。

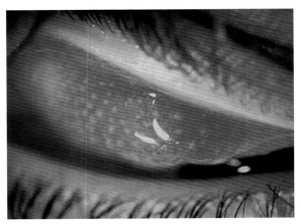

图 53　以红、小白点状隆起为特征的假性滤泡性结膜炎

3. 当因镜片贴合过紧累及角膜时，角膜周边的球结膜也会变红（图54）。

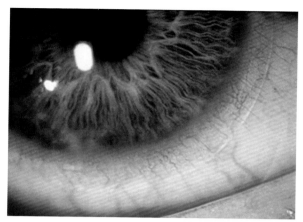

图54　因镜片贴合过紧引起角膜缘充血

4. 感染性角膜溃疡（图242～图244）是最严重的并发症，也是对视力最大的威胁。

屈光手术

通过手术重塑角膜曲率可能会改变眼球的屈光力（图55），1978年由苏联科学家发明的放射状角膜切开术，当时在美国很受欢迎，直到1996年一直是最流行的屈光手术（图56），后来这种手术也不再使用，因为在手术过程中，角膜被切开4～8个切口，切口深达角膜厚度的90%，副作用多，术后愈合缓慢、无法准确预测矫正程、一天内视力变化不定，出血、眩光、光晕、感染以及角膜穿孔而继发白内障等。

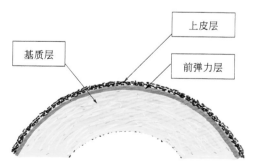

上皮层

基质层

前弹力层

图55　正常的角膜；中央角膜的平均厚度为545μm，厚度约为周边角膜厚度的一半

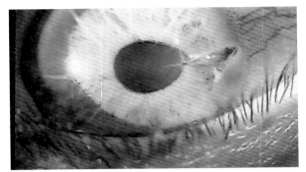

图 56　因角膜放射状切开引起破裂的罕见病例
（由 Leo Bores 提供）

　　新出现的三种手术，即准分子激光原位角膜磨镶术（LASIK）、准分子激光屈光性角膜切削术（PRK）及机械法准分子激光上皮瓣下角膜磨镶术（epi-LASIK），可以通过利用准分子激光去除角膜基质，达到矫正近视、远视及散光的效果。为了使激光更有效地达到基质，必须去除角膜上皮细胞，这三种手术的不同点就在于如何去除角膜上皮细胞。

　　1. LASIK（图 57～图 61）在美国最常见于美容手术，自从 1990 年推出这一方法以来，已经完成了数以百万计的手术。用刀片或飞秒激光制作包含上皮层、前弹力层及部分基质层的上角膜瓣，然后用另一种不同的激光，即所谓的准分子，切除或削减底层的基质床。

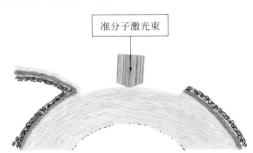

图 57　LASIK：用刀片或激光制作 110 μm 的角膜瓣，包括上皮层、前弹力层及部分基质，
然后用准分子激光切削角膜基质

LASIK 术后的角膜基质床应至少为 250μm，以免发生角膜膨胀或扩张

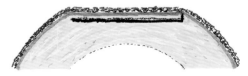

图 58　LASIK 术后保留前弹力层的塑形角膜

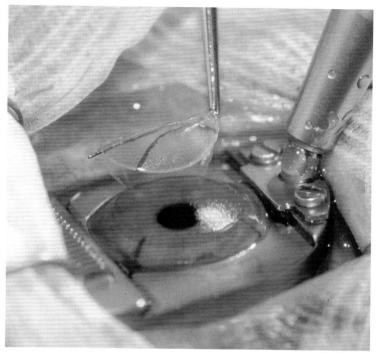

图 59　微型角膜刀制作的浅层角膜瓣，研究表明激光制作的角膜瓣更好
（由 Chris Barry 提供，Ophthalmic, 1999, Vol. 22, No. 1A）

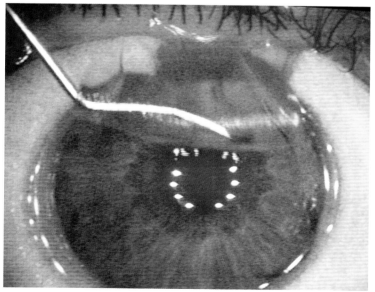

图 60　LASIK 手术示在中央角膜处手术铲刀移开角膜瓣后激光切削角膜基质层

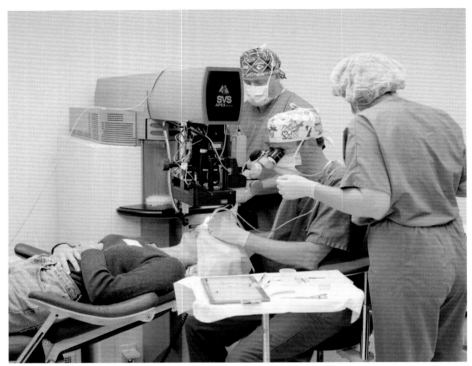

图 61 准分子激光用于切除中央角膜基质层

LASIK 的缺点在于由于切削了底层的基质床，减弱了眼表的硬度，而且因为切削的基质不能完全愈合，导致角膜瓣处残留的基质的有效性减低。为减少有效基质的丢失，下一个目标就是尽可能地做最薄的角膜瓣（图 57）。对于近视超过 8D 的眼睛要求切削大量的基质，很有可能引起基质过度切削，影响到眼球壁，最后导致角膜的扩张或膨胀。角膜平均厚度为 545μm（图 55），角膜膨胀或扩张最常见于术前角膜厚度小于 521μm 及术后基质床厚度小于 256μm。

LASIK 会损伤角膜神经纤维，从而引起最常见的干眼症，另一个并发症是角膜上皮细胞可在角膜瓣下生长，而此处生长的角膜上皮细胞必须清除（图 63）。大概 1% 的初次手术患者可能会发生这种情况，但高达 23% 的这种病例须第二次 LASIK 手术以切除角膜瓣。角膜瓣可能附着不良，甚至在术后 6 年后仍没有附着。在初次手术 1 年后，因掀起角膜瓣引起并发症需要再次手术的风险会逐年增加，甚至手术数年后角膜瓣仍会因创伤而完全脱离（图 62）。

2. 准分子激光屈光性角膜切削术（PRK）（图 64～图 66）可以替代 LASIK 手术，PRK 会利用机器去除角膜上皮（图 64）。其优点在于能够切削更多的功能性基质，缺点在于因磨损角膜引起疼痛且视力恢复较慢。

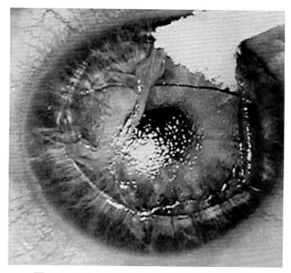

图 62　因损伤造成 LASIK 角膜瓣后期脱位

（由 C. K. Patel, BSC, FRC Ophth 及 Arch. Ophthalmol.，2001. 3, Vol. 119, 447 提供。美国
医学学会，2001 年版权所有）

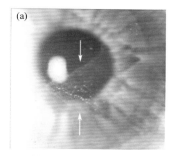

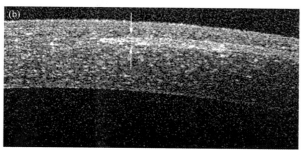

图 63　（a）灰色区域（↑）处显示上皮细胞生长在瓣膜下；（b）OCT 扫描示细胞。如
果细胞在中央角膜附近，或周围角膜被溶解物覆盖，则角膜瓣必须打开以去除细胞

（由 V. Charistopoulos 博士提供，Arch. Ophthalmol.，2007. 8, Vol. 125, 1027-1036。美国
医学学会，2007 年版权所有）

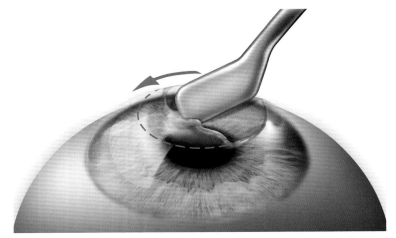

图 64　在 PRK 术中移开角膜上皮后用准分子激光切削角膜

准分子激光束

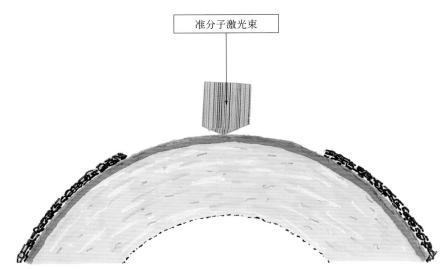

图 65　上皮机械清创术后前弹力层及基质层的 PRK 激光消融术

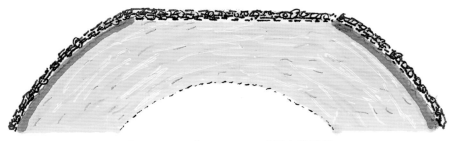

图 66　PRK 或 epi-LASIK 术后角膜重塑

3. 机械法准分子激光上皮瓣下角膜磨镶术（epi-LASIK，图 67）是最新的技术，在此类手术中制作一个不含基质层角膜瓣，因此经过这类手术后，有足够的基质维持角膜强度。但是，相比于 LASIK 手术的角膜瓣，epi-LASIK 手术中的角膜瓣愈合时间更长，因此，视力的恢复也需要很长时间。但是，相比于 PRK 因全角膜磨镶引起的疼痛和愈合时间的漫长，epi-LASIK 引起的疼痛更小，视力恢复时间也会更短。

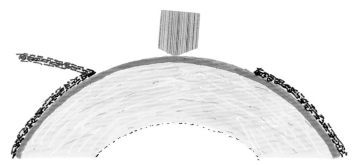

图 67　epi-LASIK 刀片制造角膜瓣后激光切削基质层

一般情况下，这三类激光手术术后都会有良好的效果，然而，有时也会并发感染、眩光、光晕、干眼、屈光矫正误差，以及未知的并发症。在过去的二十几年里，每年约有 100 万例 LASIK 手术，它是迄今为止最受欢迎的角膜屈光手术。最近一项调查显示，超过一半的眼科医师在考虑自己也用激光角膜屈光手术矫正视力。

角膜基质环的植入是一种并不常用的改变角膜曲率的方法。这种方法适用于矫正轻度近视及圆锥角膜，手术过程包括在角膜周边放置一个弧度为 90°～355° 的塑料环（图 68）。支持者认为，角膜基质环植入手术过程不波及中央视轴，因此，比起 LASIK 手术，角膜基质环植入术更加安全。

高度远视（视力大于 4D）和近视（视力大于 8D）患者由于角膜已经变得太薄或者已经很不稳定，因此，很难通过重塑角膜矫正视力。眼内屈光手术可以通过在眼内直接植入镜片（图 69）矫正较严重的屈光不正，但是会有类似内眼手术的风险，在置入的镜片与角膜之间必须有安全的空间，患者的晶状体和角膜也可能会发生水肿，或患白内障。

角膜缘松解切口常用于矫正散光，通常在矫正 0.75～2.00D 的散光时，用手动（刀片）或飞秒激光在角膜子午线最陡的部位做一个深度为 600μm 的弧形切口（角膜厚度的 80%）（图 70～图 72）。切口的数量及每一个切口的深度和长度决定了矫正量，而切口位于 2～3 点钟位置。

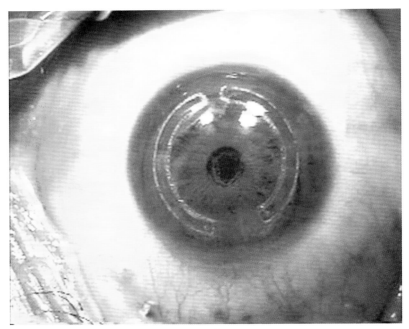

图 68　角膜基质环

（由 Dimitri Azar 博士提供）

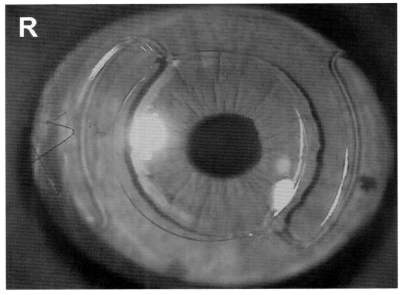

图 69　6H2 前房人工晶状体矫正屈光不正

（由 Oil, Inc 提供）

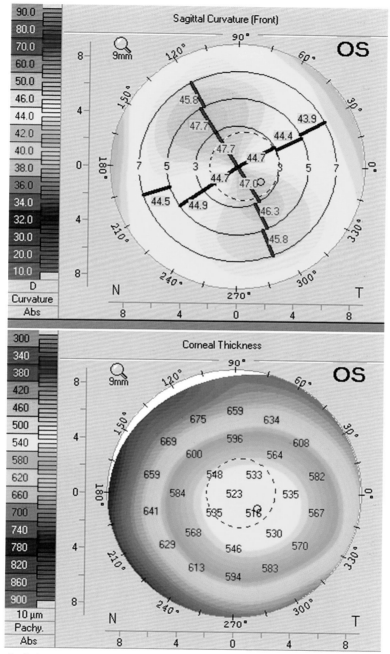

图 70　角膜地形图仪不仅能在 5 秒内测量 25000 个图像，而且能测量前后角膜的屈光
　　　度及角膜厚度

（由 Richard Witlin 博士提供）

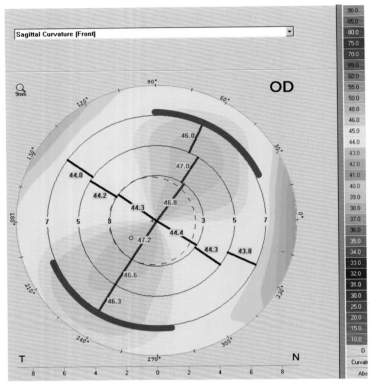

图 71　在断层图像上突出显示（红色处）的 60° 处的角膜缘切口（子午线最陡部位），
用于矫正 150° 处的负性散光
（由 Richard Witlin 博士提供）

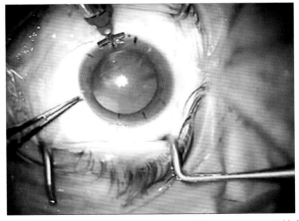

图 72　在 100° 最陡的部位切开角膜松解角膜以矫正 10° 处的负性散光
（由哈佛医学院 Bonnie Henderson 提供）

第 3 章
神经眼科学

　　每只眼睛都有六条肌肉，分别以三个轴为中心运动，并且受Ⅲ、Ⅳ、Ⅵ对颅神经支配。

眼球运动（图 73 ~ 图 76 ）

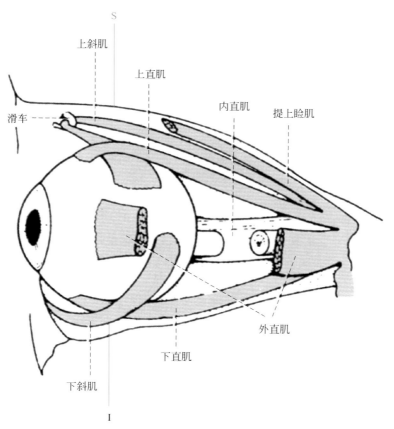

S

上斜肌

上直肌

内直肌

提上睑肌

滑车

外直肌

下直肌

下斜肌

I

图 73　眶外侧观：以上下轴为中心做内转、外转运动

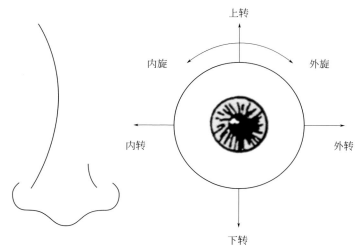

图 74　眼球在 6 条眼外肌的协调作用下运动

6 个方向分别为：内转、外转、上转、下转、内旋、外旋

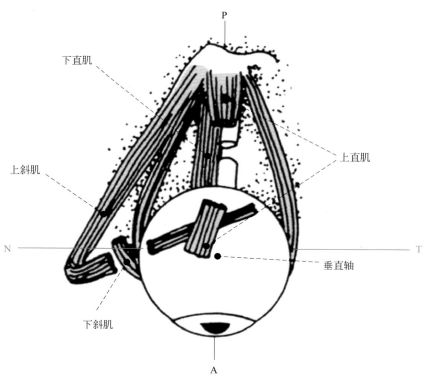

图 75　眶上观：眼球沿鼻侧到颞侧的水平（NT：鼻到颞）横轴做上转、下转运动；沿前后轴（AP）做旋转运动

使眼球转动的六条眼外肌

肌肉	运动	支配神经
内直肌	内收	动眼神经（CN Ⅲ）
下直肌	以下转作用为主，辅以外旋和内转	动眼神经（CN Ⅲ）
上直肌	以上转作用为主，辅以内旋和内转	动眼神经（CN Ⅲ）
下斜肌	以外旋作用为主，辅以上转和外转	动眼神经（CN Ⅲ）
上斜肌	以内旋作用为主，辅以下转和外转	滑车神经（CN Ⅳ）
外直肌	外转	外展神经（CN Ⅵ）

眼球的神经支配

视神经 颅神经（CN Ⅱ）	视网膜神经节细胞将视觉冲动从眼球传到大脑	
动眼神经（CN Ⅲ）	神经支配的肌肉	作用
运动（1～5）	1. 内直肌	内转
	2. 下直肌	以下转作用为主，辅以外旋和内转
	3. 上直肌	以上转作用为主，辅以内旋和内转
	4. 下斜肌	以外旋作用为主，辅以上转和外转
	5. 提上睑肌	提起上睑
副交感神经（6 和 7）	6. 瞳孔括约肌	对光刺激或近距离视物时作出反应
	7. 睫状肌	近距离视物时聚焦
滑车神经（CN Ⅳ）	上斜肌	以内旋作用为主，辅以下转和外转
三叉神经	CNV1：眼睛、上眼睑、眼眶、鼻部 CNV2：下眼睑	感觉
外展神经（CN Ⅵ）	外直肌	外转
面神经（CN Ⅶ）	眼轮匝肌	上、下眼睑闭合
交感神经	1. Müller's 肌 2. 瞳孔开大肌 3. 眼睑的皮肤	1. 提上睑 2. 受惊吓等刺激或服用拟肾上腺素类药物时反应性散大瞳孔 3. 汗腺

CN—颅神经

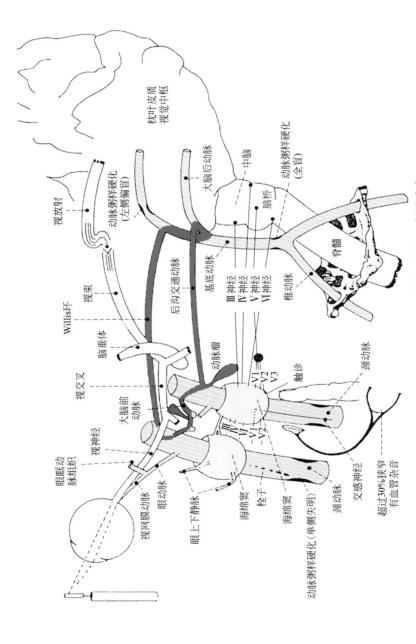

图 76 大脑主要供血来源为两条椎动脉和两条颈动脉

Willis 环（绿色区域）为大脑动脉环，起作用为连接颈动脉环，如果有血管发生狭窄，可提供侧支循环。80% 的缺血性脑卒中起源于颈动脉，其余 20% 起源于大脑或基底动脉。最常见的两类脑动脉瘤也发生在此循环中。有时，两侧大脑前动脉连接处可能压迫视神经而引起双颞侧偏盲。此外，在颈动脉和后交通动脉交界处可能会压迫 CN Ⅲ，引起瞳孔散大。如果动脉瘤发生破裂，会引起严重的头痛、颈部僵硬、疼痛、视物模糊及复视、畏光等

斜视

斜视指双眼不能协同作用，即观察目标不能同时投射于双眼黄斑中心凹。

在双眼同时注视一个目标时遮住一只眼睛，被遮住的眼睛向内转动（内斜，缩写为字母 E）或向外转动（外斜，缩写为字母 X）。轻度的隐斜，通常无临床症状，隐斜可发展为显性斜视。显性斜视是一种自发的眼位偏斜现象，当隐斜量增加及患者的代偿能力下降时最容易发生显性斜视，且在晚上疲劳或者双眼所受刺激不同（如单眼视力差）时最常见。无隐斜视（直视眼）则称为正视。

斜视并发症

■ 弱视

弱视也称为懒眼症，是在儿童时期用眼不当引起的视力下降，其最常见的两种原因为眼位不正（斜视性弱视）和 8 岁之前未矫正屈光不正（屈光性斜视）。斜视的患儿为避免复视会不知不觉中抑制斜视的眼睛。

斜视的分类	
内斜视（ET）	眼球向鼻侧偏斜
外斜视（XT）	眼球向外偏离（暂时性）
上斜视（HT）	眼球向上偏离
间歇性斜视	由隐斜视自发地发展为斜视，用括弧表示，例如，R（ET）= 右侧间歇性内斜视
恒定性单眼斜视	一眼在任何时候都存在斜视，例如，RXT，恒定性右眼外斜视，若起病于儿童期，则与失明相关
交替斜视	任何一只眼均可能发生偏离，双眼视力相当

治疗斜视性弱视时，用眼罩遮住正常的眼睛（图 77），强迫孩子使用另一只有弱视的眼睛，正常的眼睛要遮盖足够长时间，通常为每一年 1 周。如此重复，直到连续两次复诊都无明显改善为止。

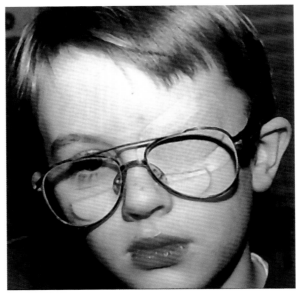

图 77 遮盖法治疗弱视

对于屈光性弱视，用眼镜矫正屈光不正，同时用眼罩遮住正常的眼睛的方法治疗。这种治疗方法应在儿童早期进行，5 岁之后这种疗法就很难提高视力，年龄超过 8 岁，虽然可以尝试该疗法，但疗效不佳。

■ 影响外观

眼镜不能矫正斜视，由于影响患者外观，斜视的患者更乐意接受手术治疗。

■ 融合障碍

当双眼同时看到的图像被视为一个对象时就是发生了融合，即有了立体视觉（三维视觉）。许多斜视的患者几乎没有图像融合的能力，沃特立体视觉检查能完成更精细的融合功能的检查（图78）。

沃特立体视觉检测（图 78）

戴上偏光眼镜后，受检者会看到一张试验卡，从三个不同的维度正确地描述图像上的数字来检查融合程度。

集合近点检测（NPC）（图 79）

集合近点检测是双眼交叉观察近物时距离最近的一点。在集合近点检测时，用一个小物体作为视标移动到患者眼前，同时嘱患者保持双眼同时注视物体，直到双眼集合消失或复视时所记录的结果为集合近点，若集合近点大于 8cm 则考虑为集合功能低下，患者在阅读时可能会出现复视或其他症状。视功能锻炼或棱镜眼镜可用于治疗集合功能低下。

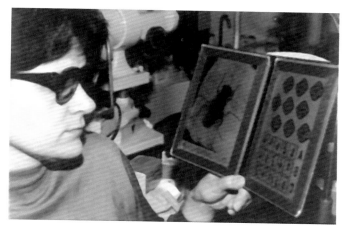

图 78　沃特立体视觉

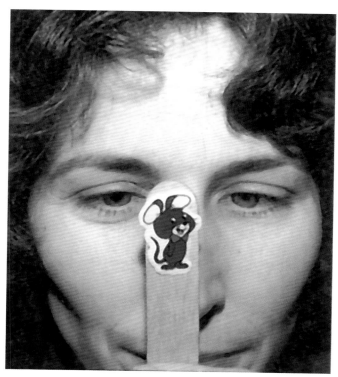

图 79　集合近点检测

调节性内斜视（图80、图81）

当眼睛进行聚焦时，眼睛同时发生集合的现象。有远视、未戴眼镜的患者必须通过调整焦点（调节）才能看清近物和远景。在调整时刺激了调节反射，引起眼睛的集合。当调节作用的集合比异常增高时，会引起调节性内斜视。

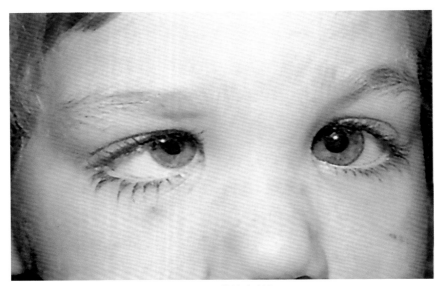

图80 调节性内斜视

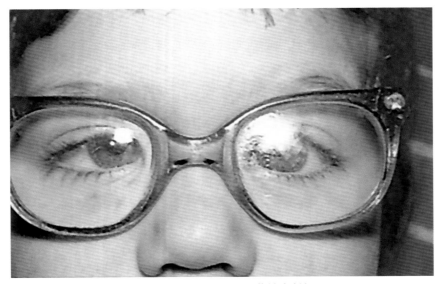

图81 远视眼镜矫正调节性内斜视

非调节性内斜视（图 82 ~ 图 84）

　　非调节性斜视的主要病因在大脑，而与调节反射无关。矫正非调节性内斜视的方法主要为通过手术从巩膜后方进行内直肌减弱或通过手术切除部分外直肌从而使外直肌加强，也可以在患眼的肌内注射肉毒杆菌毒素进行直肌减弱，但这种方法并不常用。

　　内眦赘皮（图 85），常见于婴儿及亚洲人，这种现象会给人对眼的假象，称为假性斜视。

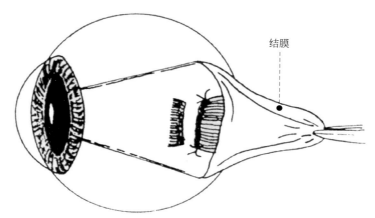

结膜

图 82　肌肉后退以削弱肌力

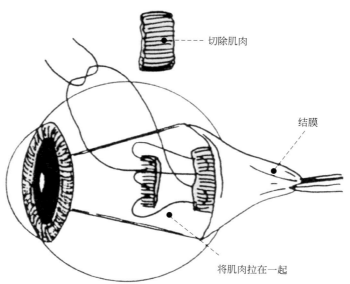

切除肌肉

结膜

将肌肉拉在一起

图 83　切除肌肉以加强肌力

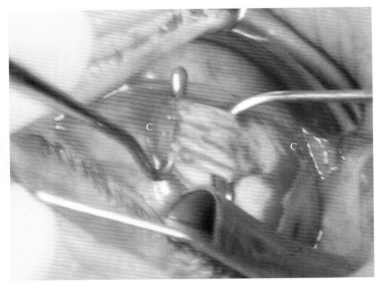

图 84　斜视手术：切开结膜（C）后，可暴露出内直肌，然后用两把拉钩游离肌肉
（由 Elliot Davidoff 博士提供）

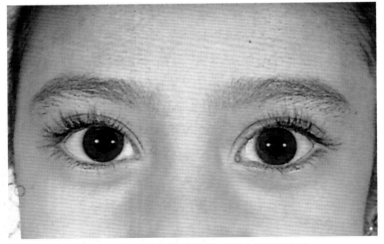

图 85　内眦赘皮导致假性对眼（假性斜视）

用棱镜检测眼球转动量

　　用棱镜的度数检测眼球的偏离度，当光线通过棱镜时，所有光线都会通过棱镜的底面。1 个棱镜屈光度（1 Δ）是指在距离棱镜的 1m 远的地方移动图像 1cm，不能把棱镜度数（Δ）与正常镜片度数（D）混淆。

一个内斜的右眼中，右眼黄斑区可临时转动。将棱镜（尖端）置于右眼前，可将光线聚焦于右眼的黄斑区（图86）。在外斜视的检查中，将棱镜底部向健眼移动。检测方法：棱镜尖端与斜视方向一致。

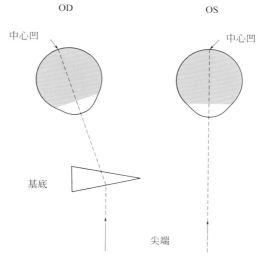

图86　棱镜矫正右眼内斜视（尖端向内）

棱镜遮盖试验测量眼球的转动（图87）

患者在距离6m（20ft）处注视一个目标，当遮住正常眼时，斜视眼为看清目标而转动。棱镜度数随着眼睛转动增加，直至遮盖物在双眼前来回移动都没有眼球转动时才停止加棱镜度数。

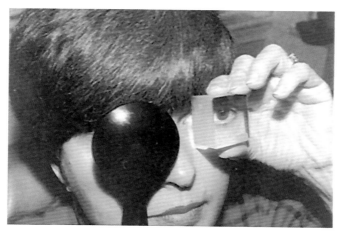

图87　棱镜遮盖试验

赫斯博格检测方法

当出现儿童不能完成遮盖试验的情况时，可以用赫斯博格方法（图88～图90）检测斜视角。当受检的儿童注视点光源时，观察角膜光反射的位置，与角膜中心偏差1mm相当于斜视14 Δ。从颞侧至角膜中央偏差2mm代表内斜视约28 Δ。

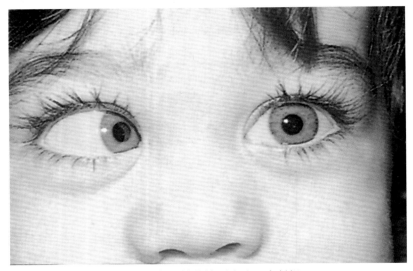

图88　赫斯博格检测方法：内斜视

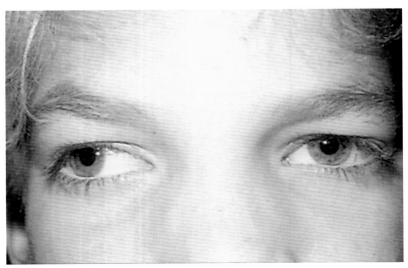

图89　赫斯博格检测方法：外斜视

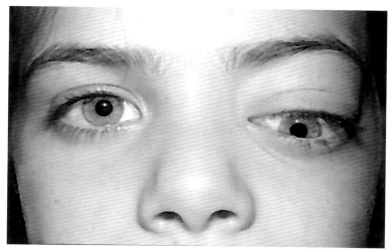

图 90 赫斯博格检测方法：左下斜视

斜视的病因

1. 麻痹性斜视的主要病因为Ⅲ、Ⅳ或Ⅵ对颅神经病变引起的疾病或因甲状腺疾病、创伤性损伤、重症肌无力及眶底骨折综合征导致的眼部肌肉力量减弱。

2. 非麻痹性斜视主要是由于大脑中枢的病变引起，通常为幼年起病且具有遗传性。

麻痹性斜视的示例

麻痹性斜视患者在注视时，病变肌肉所在区域产生的眼位偏斜最大。为了检测 12 条眼外肌中所有肌肉的功能，要求受检者分别注视 6 个方向（图 91）。每一个方向能检测每一只眼睛的一条肌肉的功能（例如，方向 3 可检测右下直肌和左上斜肌）。除了观察肌肉功能不足或亢进外，应当询问患者哪一方向的复视最严重。使用棱镜遮盖试验能进行更加精确的检测。

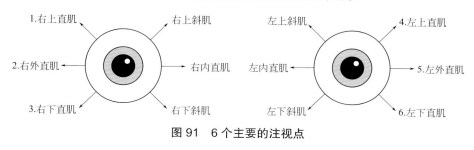

图 91 6 个主要的注视点

多数情况下，Ⅲ、Ⅳ和Ⅵ对颅神经麻痹的主要原因不明确，目前认为它是由于小血管闭塞缺血引起的。对于成年人而言，糖尿病引起的缺血是最常见的原因，并且通常在 10 周内就能治愈。需要完善相关检查以排除多发性硬化症、动脉瘤、肿瘤以及其他罕见的病因，尤其是已排除静脉闭塞的年轻患者。

麻痹性斜视与非麻痹性斜视比较		
	麻痹性斜视	**非麻痹性斜视**
发病年龄	通常见于老年人	通常在 6 岁之前起病
主诉	复视	眼位不正影响外观，无复视；儿童抑制斜视眼
眼球转动	病变肌肉运动区域的偏差最大	无肌肉功能不足；在所有方向偏差程度相似
视力	未受影响	斜视眼可能无视觉（弱视）
下一步的检查	神经系统检查	眼科检查

颅神经Ⅲ～Ⅷ

动眼神经（CN Ⅲ）

动眼神经（CN Ⅲ）麻痹（图 92～图 94）会引起下斜肌、内直肌、下直肌、上直肌肌肉功能不足，从而导致眼球向下、向外偏斜。动眼神经还支配提上睑肌和瞳孔括约肌，因此，动眼神经麻痹也会引起上睑下垂和瞳孔散大。糖尿病引起的动眼神经麻痹也是此类患者出现瞳孔散大的主要原因。

在头部创伤后应常规检查瞳孔是否散大。动眼神经与后交通动脉平行（图 76、图 95、图 96 及图 136），因此，Willis 环上的动脉瘤破裂是导致瞳孔扩大及剧烈头痛等动眼神经麻痹症状的最常见原因（图 95、图 96）。同时，动眼神经在颅内从小脑幕脊下经过，所以对大脑的颞叶沟回疝极其敏感。脑疝主要由于脑水肿、血肿、肿瘤、脓肿、脑脊液阻塞导致的颅内压增高而引起。在头部创伤后出现瞳孔散大往往表明预后很差，同样，出现瞳孔缩小或不等大时也提示大脑其他部位出现了严重的损伤。

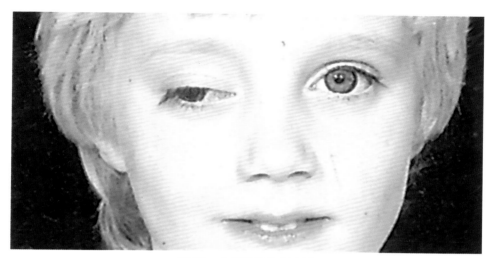

图 92　右侧动眼神经麻痹
在双眼注视前方时出现眼球向下、向外偏斜，并伴有瞳孔散大及上睑下垂

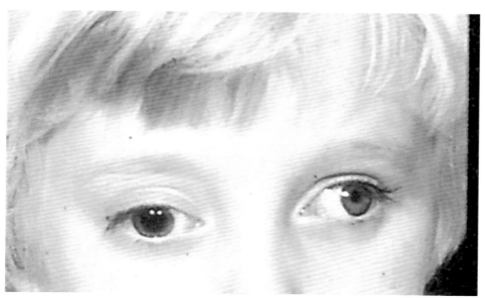

图 93　内直肌麻痹导致右眼不能向左转动

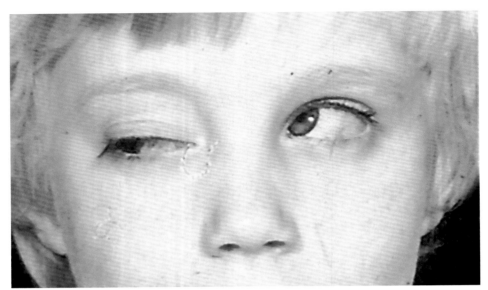

图 94　上直肌麻痹导致右眼不能转向右侧

（由 David Taylor 提供）

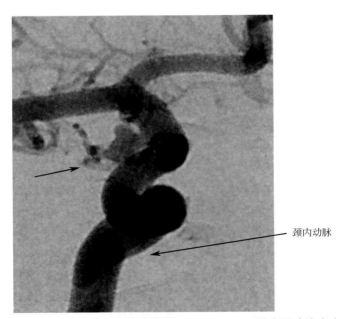

颈内动脉

图 95　右侧颈动脉的脑血管造影图示 3mm×4mm 后交通动脉瘤（↑）

患者为男性，50 岁，有蛛网膜下腔出血及剧烈头痛的病史。15% 的蛛网膜下腔出血的
患者在送到医院前就已死亡。动脉瘤可通过手术夹闭或血管内栓塞进行闭塞

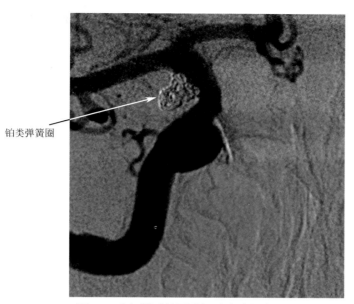

铂类弹簧圈

图 96　支架辅助铂圈进行动脉瘤闭塞

在线状铂进入动脉瘤时，把小量的电荷通过线性铂送至其尖部。电荷会使其分离，引起
折叠并促进血栓的形成

（由 Stavropoula I. Tjoumakaris 博士、Robert Rosenwasser 博士、托马斯杰斐逊大学医院
血管神经外科提供）

滑车神经（CN Ⅳ）

　　滑车神经（CN Ⅳ）主要支配上斜肌。在眼球向鼻侧转动时，滑车神经主要支配眼球下转，因此，滑车神经麻痹会使患者在眼球向下看时引起复视。滑车神经最主要支配眼球内旋，所以当滑车神经麻痹时，患者为了避免眼球内旋，使头部倾斜到对侧肩膀（图 97）。如果医师将患者的头部扶正（图 98），上直肌一定会向内旋转。上直肌在内旋过程中也有上提眼球的动作，所以会出现垂直复视。由于上斜肌经过滑车神经（图 73），而滑车神经位于上鼻眶缘，再加上此处易受外力损伤，因此创伤成为导致上斜肌功能异常最常见的原因。当患者出现头部倾斜时应检查滑车神经的功能是否正常。

外展神经（CN Ⅵ）

　　外展神经（CN Ⅵ）支配使眼球向外运动的外直肌，外展神经功能受损会导致复视和对眼（图 99 ～ 图 101）。外展神经可因颅内压增高而受损，因此，当出现头痛、恶心、视盘水肿时应警惕外展神经损伤。

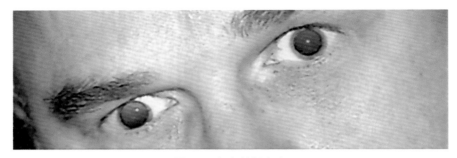

图 97　左上斜肌麻痹

为避免复视，头部向对侧肩部倾斜

（由 Joseph Calhoun 提供）

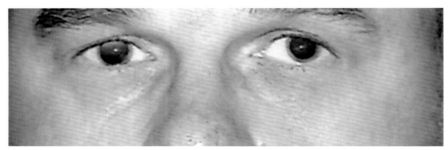

图 98　左上斜肌麻痹伴原视线垂直复视

注：在左侧角膜下可见巩膜

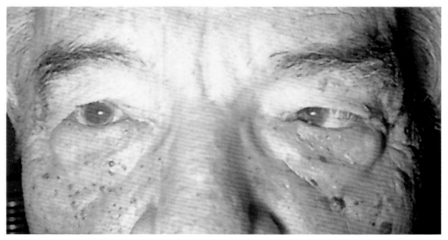

图 99　向右注视时的右侧外直肌麻痹

（由 Elliot Davidoff 提供）

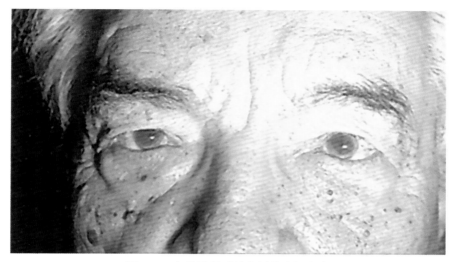

图 100　向前注视时的右侧外直肌麻痹

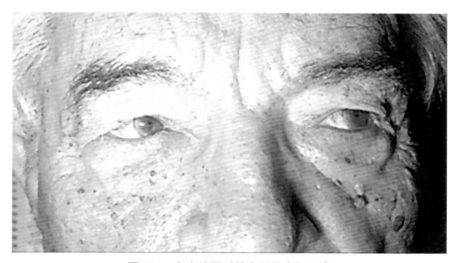

图 101　向左注视时的右侧外直肌麻痹

三叉神经（CN Ⅴ）

三叉神经（CN Ⅴ）是头面部的感觉神经（图 102）。

V1　第一分支眼神经：上眼睑、眼睛、鼻部的感觉神经。

V2　第二分支上颌神经：下眼睑及面颊部的感觉神经。

V3　第三分支下颌神经：无眼表支配功能。

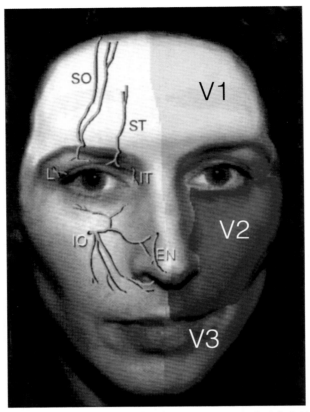

图 102　三叉神经的三大分支：V1、V2、V3 及一些单独存在的神经
SO—眶上神经；ST—滑车上神经；L—泪腺神经；IT—滑车下神经；IO—眶下神经；EN—
鼻外侧神经

在眼眶爆裂性骨折（图 216～图 218）、疱疹性皮炎引起的疼痛（带状疱疹；图 103）以及三叉神经痛等疾病中，损伤三叉神经往往会起到麻醉的效果。

在美国，大约三分之一的人都会遭受疱疹性皮炎，老年人更加易感。其病因主要为在儿童时期水痘发作期间水痘 - 带状疱疹病毒潜伏于体内，处于潜伏期的水痘 - 带状疱疹病毒被再次激活导致了疱疹性皮炎。疱疹性皮炎最常累及三叉神经的眼支，可能会同时伴有虹膜炎、角膜炎、发热以及淋巴结肿大。处方：万乃洛韦（盐酸伐昔洛韦胶囊剂）100mg 口服，3 次 / 日 ×7 日。一般情况下，在发病 72h 内开始出现皮肤损害，由疱疹性皮炎引起的虹膜炎的治疗方法与其他病因导致的虹膜炎的治疗方法一样。带状疱疹后的神经痛是最常见的后遗症，接种疫苗可以减少发病率、降低症状的严重程度，一般年龄超过 50 岁，尤其是老年及免疫功能低下的患者会建议接种疫苗。

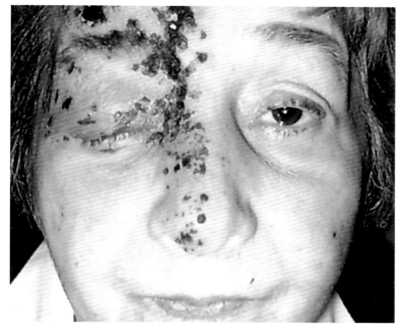

图 103　疱疹性皮炎

当皮肤损害沿三叉神经走形分布且不超过面部中线时考虑为带状疱疹

面神经（CN Ⅶ）

面神经（CN Ⅶ）主要支配具有闭合眼睑作用的眼轮匝肌和控制面部表情的肌肉（图 104），收缩时刺激泪腺分泌泪液。成年人最常见的面神经麻痹为贝尔麻痹，主要由局部缺血和病毒引起（图 105、图 106）。

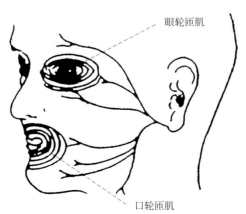

眼轮匝肌

口轮匝肌

图 104　面神经支配眼轮匝肌和口轮匝肌

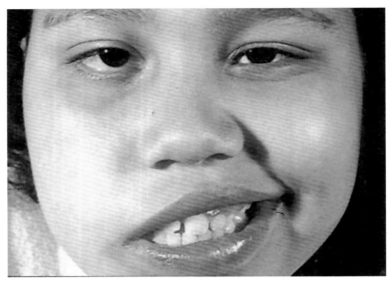

图 105　右侧面神经麻痹引起的贝尔麻痹导致瞬目反射不完全、眼睑不能正常闭合

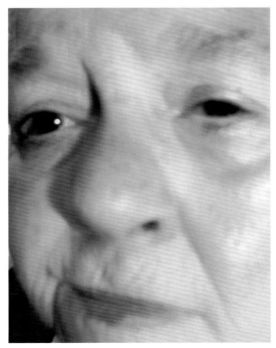

图 106　面神经麻痹的患者因不能正常闭合眼睑可引起角膜干燥症

为解决这一问题，将左侧上下眼睑进行缝合（睑缘缝合术），这类手术的作用可以是临时性的，也可以是永久性的

多发性纤维性肌阵挛是指眼轮匝肌的轻度肌肉痉挛，患者主观感觉为眼睑肌肉抽搐，持续几秒到几分钟。检查者通常很容易忽视这种症状，这种症状常与压力、疲劳、食用咖啡因及甲状腺功能亢进相关，整个发作过程可持续数周。

眼睑痉挛（图107）是比较严重的眼轮匝肌痉挛，会导致眼睑不自觉地闭合。其一线治疗方法就是每3～4个月在眼部周围的肌内注射6型肉毒杆菌毒素（A型肉毒毒素制剂），肉毒杆菌毒素可阻断神经肌肉接头处乙酰胆碱的释放。而症状较严重的患者可采取手术切除肌肉纤维或切除面神经的分支。

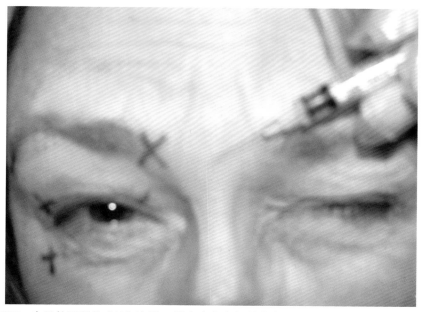

图107　在眼轮匝肌处（X）注射A型肉毒毒素制剂治疗眼睑痉挛。注意不能注射上眼睑的中心，否则会使提上睑肌麻痹，导致上睑下垂

前庭蜗神经（CN Ⅷ）

前庭蜗神经（CN Ⅷ）是传导听觉与支配平衡觉的感觉神经。在半规管及内耳的前庭内有其前庭支的感觉纤维。在大脑内，其轴突通过一个复杂的系统与控制眼球运动的Ⅲ、Ⅳ和Ⅵ对颅神经的神经核相连。当头部转动时，前庭-眼球反射可维持身体的固定和平衡。如果这一过程发生病变，会引起眼球震颤及眩晕，出现旋转的感觉。前庭蜗神经的耳蜗分支则负责听觉。

眼球震颤

正常的眼球震颤

　　正常的眼球震颤是水平、垂直及旋转的、无意识的、有节奏的眼球运动。钟摆式眼球震颤指眼球在每个方向都有相同的运动，而冲动型眼球震颤在某一个方向上的运动快于其他方向。在检眼镜或裂隙灯检查时最容易发现眼球的精细运动。

　　耳部半规管受到刺激、身体旋转以及冷水或热水进入耳朵里，都可引起前庭性眼球震颤。

　　视动性眼球震颤属于冲动型眼球运动，当人坐在车里看风景时就会看到他的眼睛有视动性眼球震颤（图108）。极位性眼球震颤也属于冲动型眼球运动，但见于极端位注视情况下。

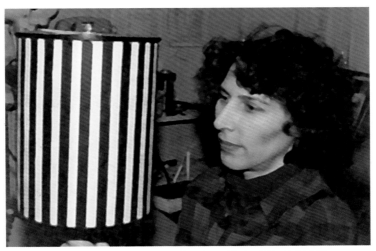

图108　视动力鼓室在旋转时可引起视动性眼球震颤
癔症发作和伪盲者会忍不住移动眼球

异常的眼球震颤

　　起源于内耳或位于小脑的前庭系统的疾病是导致与眼球震颤相关的眩晕的最常见病因。区分眼球震颤和眩晕的方法为：前庭蜗神经疾病通常表现为耳部症状，而小脑疾病常有语言和步态异常。

凝视性眼球震颤常在注视一定范围时发生。常见病因有苯妥英钠、巴比妥类药物、脱髓鞘病、脑血管供血不足、脑肿瘤等。婴儿眼球震颤综合征在出生后 6 个月内出现钟摆式眼球震颤，可能与白化病、视网膜疾病，或者引起视力减退和眼盲的疾病有关。如果在某一个视觉区域出现眼球运动减少（零位偏角），可用眼部肌肉手术或棱镜矫正。

点头状痉挛为单侧性或双侧性震动性眼球震颤，常在出生后 6 个月内起病，在 2 岁时自愈，可能与点头有关。

视神经（CN Ⅱ）

视神经（CN Ⅱ）由 120 万个神经节细胞的轴突组成，而神经节的轴突则可将视觉信息从眼部传送到大脑。视神经起源于视神经盘（乳头），视盘是神经节细胞的轴突穿出眼球的部位（图 109、图 311～图 317）。在穿出眼球时，每一个神经纤维都包有髓鞘（图 436），髓鞘包绕的神经纤维组成神经，出眼部后可形成脑膜鞘（软脑膜、蛛网膜及硬脑膜）（图 118）。

当眼内神经节细胞或外眼神经受损时，正常的粉红色或橙色的视神经盘可能会变成白色（图 110）

对于青光眼患者而言，视盘处的苍白可能与视盘凹陷有关（图 111）。

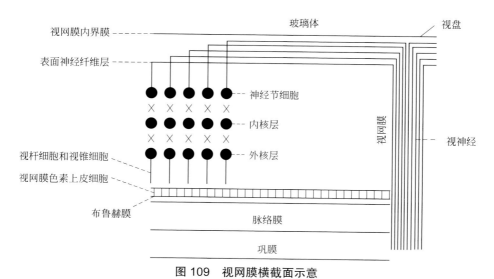

图 109　视网膜横截面示意

在视盘处由髓鞘覆盖视网膜表面的神经节细胞纤维，这些纤维一直延续到眼外，
称为视神经

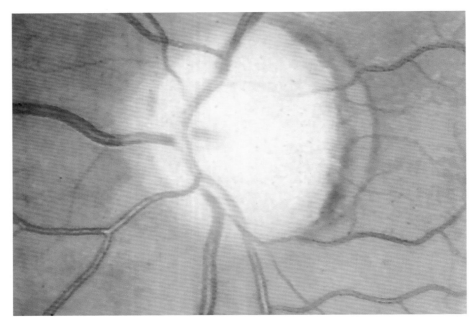

图 110　局部缺血、横断性损伤、中毒、炎症等导致视神经萎缩

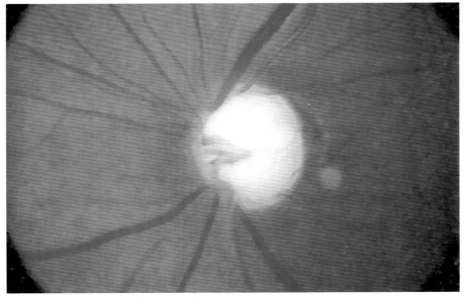

图 111　青光眼导致视神经萎缩及视盘凹陷

视神经纤维损伤的眼内因素

青光眼是由于高眼压加重视神经的损伤引起的疾病，是视神经病变最常见的原因，因此，本书有一个章节专门介绍了青光眼（见第6章）。

视网膜动脉、静脉栓塞或糖尿病引起的毛细血管闭塞会引起视网膜缺血，而视网膜缺血可导致神经节细胞损失，最终导致视盘苍白。在病理性近视、视网膜色素变性、脉络膜视网膜炎及一系列罕见的视网膜疾病都会导致神经节细胞层变薄。

视神经纤维损伤的眼外因素

当位于视盘附近的神经发生炎症时（视神经炎），可以用检眼镜检查。视神经炎的症状和体征包括视盘周围火焰状出血、玻璃体有细胞覆盖及视盘边缘模糊（图112）。视神经炎可导致视觉减退、中心视力减退、瞳孔对光反应减弱、色觉降低、眼球转动痛。

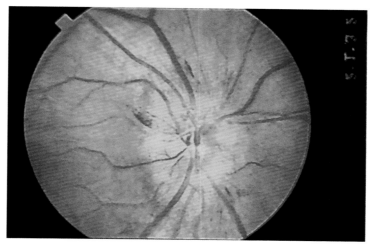

图112 视神经炎伴视神经乳头炎

当一只眼睛被光照射时，两侧瞳孔都会收缩，称为间接瞳孔对光反射。视神经损伤会减弱瞳孔直接对光反射。此时，当正常眼睛被光照射时，由于间接对光反射未受损，患眼间接对光反射正常。光照在两眼之间来回摆动，即所谓的光摆试验（图113），视神经受损的患者在光摆实验中，患眼受到光照后由于直接对光反射受损出现瞳孔放大，这就叫马库斯·冈恩瞳孔，对视神经炎的诊断具有重要意义。同样，在视神经炎中，当光照前后摆动时，患者会感觉患眼的光照强度弱于正常眼。

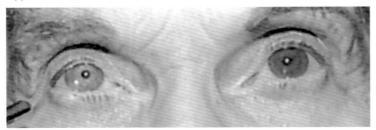

(a)

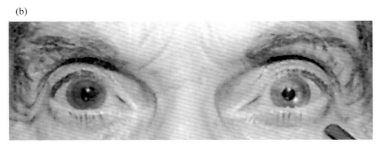

(b)

图 113　光摆试验

（a）当光线照在右侧正常的眼睛时，由于存在交叉反射，两侧的瞳孔都会收缩；
（b）当光线照在左侧患有视神经炎的眼睛时，由于光反射受损，瞳孔散大

　　50% 的视神经炎患者的病因为多发性硬化。多发性硬化常起病于 30 ～ 50 岁的中年人，具有慢性、反复发作的特点，有部分自身免疫性因素，主要引起中枢神经系统的多处脱髓鞘性病变（图 114）。由 III、IV 及 VI 对颅神经麻痹引起的复视或视力减退是多发性硬化常见的首发症状。在多发性硬化中，经常会出现视神经炎，但无视盘炎。由于位于脑膜鞘的疼痛纤维覆盖神经，因此，累及的位置越在神经的后部，眼球运动引起的疼痛症状越严重。糖皮质激素可缩短视神经炎的病程，但是对于晚期的视力丧失的患者，其作用不大。

　　视神经炎的另一个常见的病因是动脉硬化引起的非炎性（非动脉炎性）局部缺血，这类情况常见于老年患者，至今无明确的治疗方法。在老年人群中，可因炎症导致缺血，其中必须考虑到巨细胞性动脉炎（GCA）的可能，也称为颞动脉炎或颅内动脉炎。在病程早期，如果没能诊断出 GCA，会导致双目失明，甚至死亡。GCA 常见于年龄大于 50 岁的患者，且每过十年，其发生率急剧上升。除了具有视神经炎的典型症状外，GCA 患者可出现头皮压痛、咀嚼疼痛、关节炎、体重下降、食欲降低及全身不适感。根据红细胞沉降率和 C 反应蛋白升高，再加上颞动脉活检的检查结果，可明确诊断（图 115 ～图 117）。即便数日内不能完成组织活检，一定要给予及时、大剂量的激素治疗。

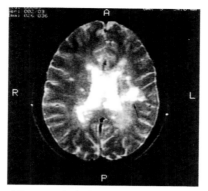

图 114　大脑的磁共振成像（MRI）

白色高亮区域为脱髓鞘的斑块，到目前为止，90% 的多发性硬化都会出现脱髓鞘的斑块。眼眶的 MRI 显示视神经发炎使其肥厚

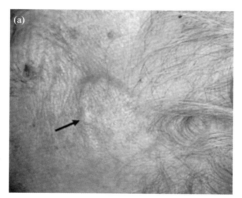

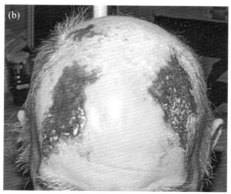

图 115　两例颅内动脑炎的临床表现

（a）左侧颞动脉图像，扩张、结节状、触诊无脉、无压痛；（b）巨细胞动脉炎（GCA）患者头皮出血性坏死（来源：Campbell 等，Clin. Experiments Dermatol., 2003, Vol. 28, 488-490. 在 Wiley 许可下转载）

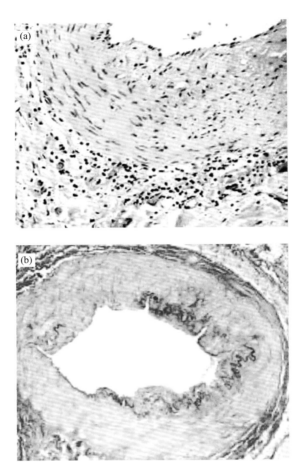

图 116 巨细胞动脉炎（GCA）患者颞动脉活检的病理组织学检查

（a）苏木素和伊红染色示动脉外膜有淋巴细胞浸润；（b）弹性组织染色示内弹性膜断裂，
内膜增生

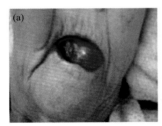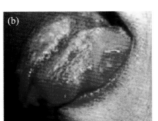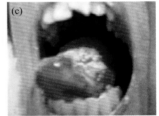

图 117 由巨细胞动脉炎（GCA）引起的缺血性口腔病变

（a）患者的舌头和嘴唇发生梗死；（b）舌头发绀、水肿；（c）舌部坏死性病变
（来源于 M. Goicochea, J. Correale, L. Bonamico 等。Headache 2007, Vol. 47, 1213-1215. 在
Wiley 许可下转载）

视神经炎比较罕见的病因包括药物、吸烟、酒精中毒、叶酸或维生素 B_{12} 缺乏，以及腮腺肿大、麻疹、流感引起的感染，也要考虑到甲状腺眼病、肿瘤、颅内压增高使神经受压等。

　　脑膜瘤是覆盖大脑的三层膜发生的肿瘤，是最常见的中枢神经系统的肿瘤，90% 为良性。通常无明显症状，也可以观察病变的发展，无须治疗。视神经鞘瘤通常只需要随访观察，不需要治疗，但是，当视神经鞘瘤影响到视力时应当积极治疗（图 118）。

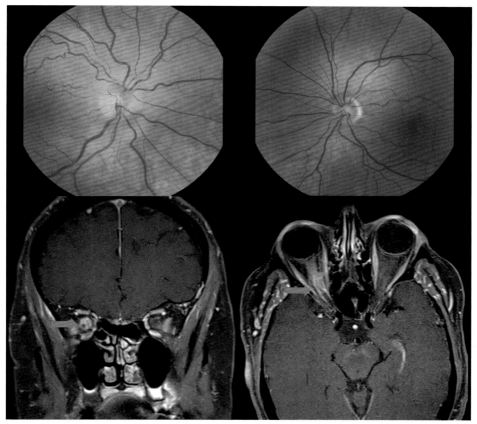

图 118　视神经脑膜瘤伴继发性视盘水肿的 CT 扫描
眼静脉流出受阻导致的单侧视盘充血，必须同视盘水肿鉴别，后者主要是由颅内压增高引起，可导致视盘边缘模糊（由爱荷华大学提供，Eyerounds.org）

　　特发性颅内高压（常称为脑假瘤）常见于 20～40 岁、年轻的、超重的女性，视神经受到脑脊液（CSF）的压力，会引起视盘水肿（图 443～图 447），之后会引起视神经萎缩，可通过 CT、磁共振（MRI）、腰椎穿刺等检查确诊，腰椎穿刺 CSF 压力大于 25cmH₂O。最基本的治疗包括减肥、口服乙酰唑胺及低钠饮食。经保守治疗后未见效果，则将脑脊液从脑室分流到腹膜腔，当患者主要的症状为头痛时，这种方法通常为首选的治疗方法。同侧视神经周围的脑膜切开术（开窗术）可将脑脊液引流到眶内，这种方法在视神经受压导致视力下降的患者中为首选的治疗方法。

瞳孔

两侧瞳孔等大，直径约为 3 ～ 4mm，瞳孔不等大是指瞳孔大小存在差异，4% 的正常人两侧瞳孔可能相差 1mm。瞳孔缩小是指瞳孔收缩，瞳孔散大是指瞳孔扩大。瞳孔的大小取决于由交感神经支配的瞳孔开大肌和经动眼神经通过胆碱能神经支配的瞳孔括约肌（图 119）。

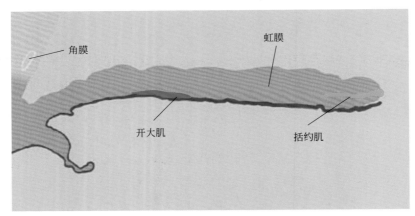

图 119　眼前节的横断面示

虹膜角膜连接处；括约肌（绿色）；开大肌（蓝色）这两种肌肉控制瞳孔的大小（由瑞辉制药公司提供）

交感神经

交感神经始于下丘脑，支配瞳孔开大肌和具有提上睑作用的 Müller 肌（图 120），并沿脊柱向下走行，在 C8-T2 形成突触，到达肺部的顶点后沿颈部反折向上走行，直到再次形成突触，然后随颈动脉进入颅骨和眼眶。在受到应激刺激后反应性地扩大瞳孔。交感神经受到损伤后可引起 Horner 综合征（图 121）：瞳孔缩小、眼睑下垂、汗腺分泌减少（无汗症）。

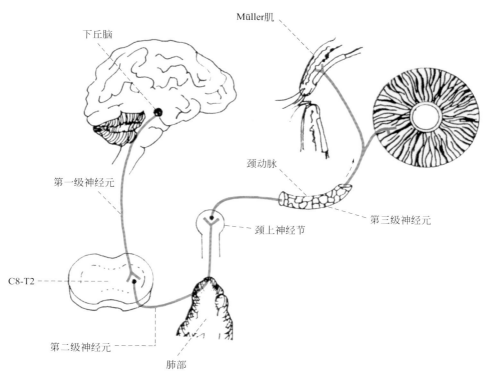

图 120　交感神经通路

下丘脑

Müller肌

第一级神经元

颈动脉

第三级神经元

颈上神经节

C8-T2

第二级神经元

肺部

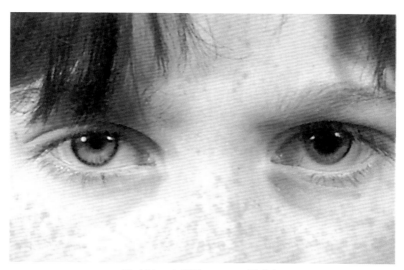

图 121　右侧的 Horner 综合征

同侧颈部的疼痛高度提示颈动脉壁的病变，应立即送往急诊室做血管成像，如果发现较早，通过抗凝治疗可预防卒中（见图 122）

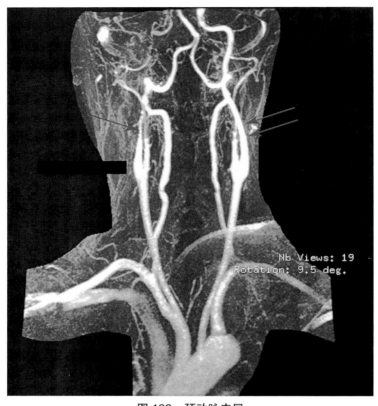

图 122　颈动脉夹层

右侧颈内动脉（↑）的磁共振血流成像（MRA）示，血流量减少；左侧颈内动脉（↑↑）
为正常

Horner 综合征的病因	
神经元 I	脊髓损伤、肿瘤、脱髓鞘病、脊髓空洞症
神经元 II	肺尖肿瘤、甲状腺肿、颈部损伤、手术
神经元 III	颈动脉夹层、偏头痛、海绵窦综合征、眼眶疾病

瞳孔对光反射（图 123）

当光线照到视网膜上时，视神经首先会受到刺激，其次为视交叉和视束，然后刺激位于中脑的 Edinger-Westphal 核（动眼神经副核）。视觉纤维离开神经核后，一直与动眼神经伴行，直到在眶内形成睫状神经节，支配虹膜括约肌。当光线照一侧瞳孔时，引起受光照的一侧瞳孔和另一侧瞳孔同时收缩，后者称为瞳孔间接对光反射。当眼睛从远处看近处的物体时，双侧的眼球也会同时收缩。这种正常的状态称为 PERRLA，即瞳孔等大、存在对光反射和调节反射。当发生 Horner 综合征时，要考虑做颅脑、颈部及上胸部的 MRI。对于儿童，如果没有类似分娩造成的产伤等明确的病因，首先要排除视网膜神经母细胞瘤。

■ 埃迪瞳孔（强直性瞳孔）

　　埃迪瞳孔指瞳孔扩大伴直接对光反射和间接对光反射下降，调节反射较缓慢，最终瞳孔变小，且一直小于健侧瞳孔，因此，称为强直性瞳孔。其病因为睫状神经节缺损引起的良性病变（图 123），导致去神经增敏状态，与健侧相比，患眼瞳孔受弱胆碱药如毛果芸香碱 1% 的刺激，强直性瞳孔侧会有更加强烈收缩。

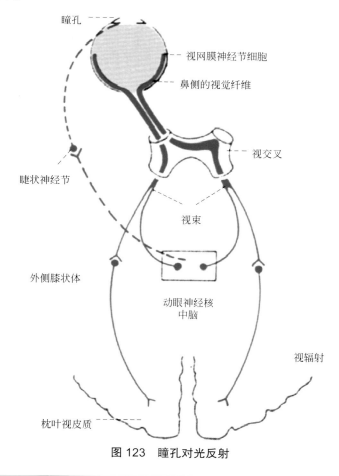

瞳孔

视网膜神经节细胞

鼻侧的视觉纤维

视交叉

睫状神经节

视束

外侧膝状体

动眼神经核
中脑

视辐射

枕叶视皮质

图 123　瞳孔对光反射

瞳孔形状不规则的病因

瞳孔的大小

○3 ○4 ○5 ○6 ○7 ○8 ○9 ○10

瞳孔缩小

↑拟胆碱药	↓交感神经	刺激括约肌
毛果芸香碱滴剂	Horner 综合征	虹膜炎
用于青光眼	甲基多巴（爱道美）	炎症释放组胺
吗啡	利血平	

瞳孔散大

↓拟胆碱药	↑交感神经	括约肌受损
阿托品	去氧肾上腺素	高眼压＞40mmHg
动眼神经麻痹	肾上腺素	外伤（尤其是前房常见）
埃迪瞳孔	焦虑	
抗组胺药	可卡因	
	减充血药	

检测视野

每只眼睛的视野范围在横向上可达到170°，在纵向上可达130°，常规用斯内伦视力表检测视力，并记录为20/20，仅表示着中央与中心凹对应的5°，黄斑区对应的17°范围正常。

1.阿姆斯勒方格表，有黑色交叉的阴影线的手持卡片检测视野中央的20°。扭曲的线条称为视物变形症，是视网膜皱褶的特征表现，也常见于湿性黄斑变性（图124及附录2）。

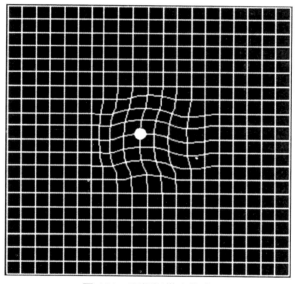

图124　阿姆斯勒方格表
湿性黄斑变性引起的视物变形

2.正面视野计屏就像一张黑色的表格（图125），检查的是视野中央60°的范围，受检者坐在离屏幕1～2m处，遮住一只眼睛。检查者在中央处不断移动一个白色的小球，直到受检者能够看到为止。在看不到小球的区域，逐渐增加小球的大小进行不断测试。

3.半球参数（图126）可检测整个横向170°及整个纵向130°的视野。自动化的视野检测虽然花费较贵，但是不仅可以节省时间，还会给出所记录的结果。该检查在某个位点不断的刺激，且逐渐增加刺激强度，直到受检者能看到为止。

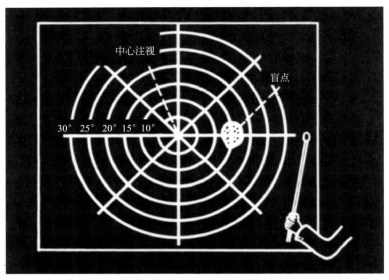

图 125 正切暗点计屏幕可检测中央 60°，在自动视野检查方法无法应用及视盘水肿中检测扩大的盲点时可应用正切暗点计屏幕

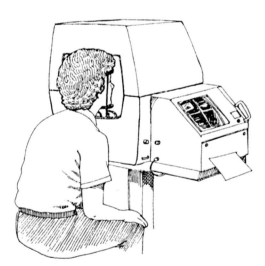

图 126 自动视野仪检测中央及周边视野

4. 面对面测试法则用于其他设备不可用的情况，其使用的结果也没有那么精确。受检者坐在检查者对面，遮住自己的右眼，注视检查者的眼睛，然后，检查者手持检测物从外向里缓慢移动，在移动过程中，应确保检查者和受检者都能看到检测物。这样可以通过比较检查者与受检者的视野确定受检者的视野是否正常。

眼部和视神经疾病导致的盲点

盲点是指丢失了部分区域的视野；相对盲点是指不能看见较小的物体，但对较大的刺激能够察觉；绝对盲点是指完全看不见的区域；闪光性盲点包括眩光（闪光幻视）。

生理性盲点是指位于颞侧15°至黄斑中心凹的完全性盲点，与视盘上无视锥细胞和视杆细胞的区域相对应，绘制中（图127），如果找不到生理盲点，应考虑检测的有效性。

中心暗点（图128）常见于黄斑变性。中央及旁中央区域的盲点（图129）为视神经疾病的最典型特征。

单侧垂直分布的盲点为眼球水平子午线上、下部位的缺失，其最常见的原因为视网膜上、下动脉或静脉的闭塞及视网膜脱离（图130）。

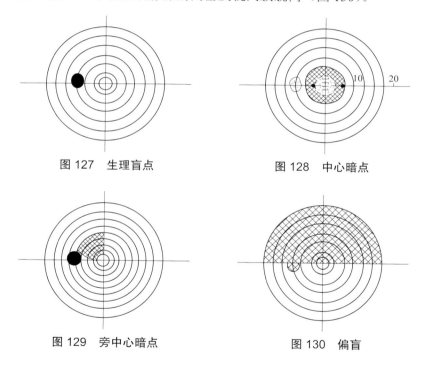

图127　生理盲点　　　　　　　图128　中心暗点

图129　旁中心暗点　　　　　　图130　偏盲

脑病变导致的盲点

根据视野缺损的特点可对颅内存在的病变进行定位，光线照在颞侧视网膜，通过视神经传导至同侧的枕叶皮质中枢，同时，鼻侧视网膜通过视交叉刺激对侧的大脑（图131及后封底）。因此，视交叉之后的部位有缺陷或损伤会导致双眼的视力丧失，并与垂直子午线相关。如果双眼发生的视野缺损相似或发生在同一部位，则称为对侧偏盲（见下表，注 1、4、5），如果缺陷处于不同的位置则称为不对称偏盲（注 3），如果视野缺损两只眼睛的两侧，则称为同侧偏盲（注 2）。

1		左侧枕叶皮质受损导致的右侧同向性偏盲
2		一只眼鼻侧面的轴突在脑的视神经交叉部位与另一只鼻侧面的轴突相交叉（图 131）。垂体瘤（图 132）会压迫这些神经纤维导致双颞侧视野偏盲。而出现在视神经交叉下部的垂体瘤经常会影响下部的神经纤维，因此，双颞侧上部的视野缺损是最常见的
3		视神经病变会引起视野不协调性偏盲，也就是说，双侧眼睛的视野偏盲方向不一致
4		视辐射区域神经纤维分布较广泛，此处受损后只会引起视野部分区域受损。位于顶叶的肿瘤可以损伤左侧视辐射的上半部分，从而导致双眼右侧同向性下象限偏盲
5		枕叶皮质病变通常会导致同侧部分区域视野偏盲，而且往往是由血管性病变引起的，其次为肿瘤、创伤及脓肿等病变所致

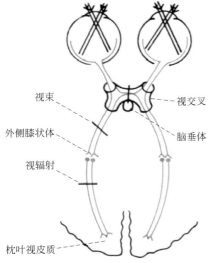

图 131　视觉通路的缺损

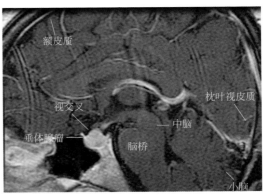

图 132　CT 扫描示垂体瘤位于视交叉上部或前部压迫视交叉

（由 Sandip Basak 博士提供）

色觉

色觉检查基于受检者能否辨别红、绿、蓝三原色，可用石原测试或美国光学伪色板测试检测。遗传性色觉部分缺失在男性中占 7%，在女性中占 0.5%，如果有色觉缺失，则不能从事电工、飞行员以及任何需要辨别颜色的职业。获得性色觉缺失可能为视网膜或视神经疾病导致的，最常见的病因为视神经炎。在检查获得性色觉缺失的过程中，应当分别检查两只眼睛并进行对比。

循环系统疾病影响视觉

脑组织的血供来源于位于胸廓内侧的两侧颈内动脉和跨越颈椎的两侧椎动脉（请参阅图 76），而 Willis 环则连接这四条动脉，即使其中有一条发生闭塞，Willis 环也可将血液分布到颅内的各个部位。年龄小于 50 岁的患者如果出现短暂性失明，常见病因为偏头痛导致的大脑动脉痉挛，其特点为在出现头痛症状前，会有短暂性锯齿状闪光线（闪烁现象，图 133），有可能进一步发展为持续 15 ～ 20min 的同侧偏盲。如果此类患者出现神经系统的症状，应当及时就诊。

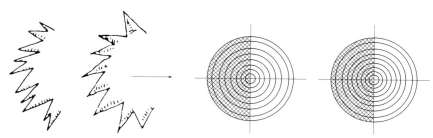

图 133　若有闪光出现称为闪光性盲点，常见于偏头痛患者
在这个病例中，闪光性盲点发展为左侧同侧偏盲

老年人动脉硬化发病率较高，因此短暂性视物模糊的症状十分常见，这种现象可称为短暂性脑缺血发作（TIA），也称为"小卒中"，其病因为胆固醇、纤维蛋白及钙化的栓子从斑块中脱落所致，最常见于颈动脉。这些栓子通过眼球或大脑的视皮质后出现的症状最多持续半小时，如果大于半小时，可变成永久性梗阻，即所谓的卒中。

在发病1个月后，5%的TIA患者也会进一步发展为卒中（脑血管意外CVA），因此，患者在就诊时，即便症状已经完全消失，也要跟患者说明可能会发生永久性卒中的风险，并建议尽早找内科医师治疗。如果在眼科相关检查后患者仍有TIA发作，应当直接把患者送到急诊室就诊，否则很有可能会发生脑卒中。87%的脑卒中的病因为栓塞或血栓形成后导致的局部缺血，其余13%则为出血性的，后者则更具有致命性。在急诊时应对患者进行全面的评估，以确定是否符合静脉注射组织纤溶酶原激活剂（tPA）的指征。从起病到出现缺血症状，有3～4.5h的治疗窗用于使用血栓溶栓药物，此类药物可增加30%～50%的卒中患者康复的概率（图134）。在急诊时，通常首先进行CT扫描以明确病变为缺血性的，而非出血性的，然后才可以安全地应用组织纤溶酶原激活剂（tPA）。

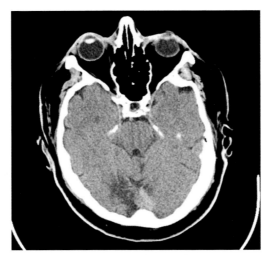

图134　MRI 示右侧枕叶梗死
（由 Rand Kirkland 博士提供）

低血液循环检查

非侵入性超声检查能显示颈动脉狭窄及血流量减少，如果检查结果为阳性，应当进一步做CT血管造影；由于侵袭性动脉导管造影在应用过程中有1%的概率会导致操作相关性卒中，因此，临床上较少应用（图135），但是，侵袭性动脉导管造影仍然是诊断的金标准。颈动脉内膜剥脱术可用于50%的血管发生闭塞的有症状（高危患者）的患者或70%的血管发生狭窄的无症状患者（见附录1，图545～图547）。

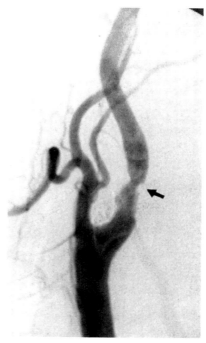

图 135　颈内动脉造影示狭窄

双侧海绵窦从眼眶和面部引流上、下眼静脉，从海绵窦经过的结构有颈内动脉、Ⅲ～Ⅵ对颅神经及交感神经（图 136）。

颈动脉-海绵窦瘘是由于位于海绵窦部位颈动脉瘤受到创伤引起（图 137～图 139），此种病变是因具有较高压力的动脉系统与压力较低的静脉系统相连接，从而出现了搏动性眼球突出、眼上部可闻及血管杂音、结膜血管呈弯曲、螺旋形等症状。颈动脉造影术用于诊断此类疾病，检查示扩张的眼上静脉内可见往眼眶部位逆行的血流，与正常情况下向海绵窦引流方向完全相反。

海绵窦血栓形成也会引起突眼，但为非搏动性，因此，颈动脉-海绵窦瘘必须与海绵窦血栓相鉴别，后者经常会导致感染，并通过眼上、下静脉累及海绵窦，此时，MRI 检查示海绵窦扩大。颈动脉-海绵窦瘘和海绵窦血栓形是导致突眼的两大原因，引起类似眼眶蜂窝织炎的症状（图 211、图 212）。这两种疾病与眼眶蜂窝织炎的共同点主要为结膜血管充血及球结膜水肿（图 211）、眼睑因肿胀而无法张开、也可能会累及Ⅲ～Ⅵ对颅神经及交感神经。眼眶蜂窝织炎通常为单侧的，海绵窦血栓形成则一般为双侧，而颈动脉-海绵窦瘘除在双侧窦出现较大交通的情况外，一般都为单侧的。

循环病变对视觉的影响		
	颈动脉循环	**大脑后循环**
病因	心脏病变或颈动脉粥样斑块导致大脑及视网膜内形成栓子	颈部病变影响椎动脉；动脉粥样硬化脱落的栓子
症状	持续几分钟的单侧眼睛发黑（一过性黑矇）；头痛、头晕、对侧偏瘫等较少见	双眼偏盲：有时有头痛、头晕、复视、跌倒发作、耳鸣等病史
检查	颈部的颈动脉可闻及血管杂音；多普勒超声；CT血管造影；心功能评定	大脑的CT扫描和MRI（图134）及心功能评定
处理	立即溶栓治疗（组织纤溶酶原激活剂tPA）；抗凝剂；颈动脉内膜切除术；支架	立即溶栓治疗（组织纤溶酶原激活剂tPA）；抗凝剂；支架

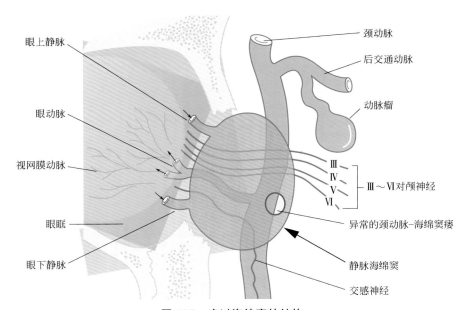

图 136　穿过海绵窦的结构

颈内动脉、Ⅲ～Ⅵ对颅神经、交感神经、上下眼静脉、视网膜动脉、眼动脉。注意两个异常现象：①颈动脉-海绵窦瘘；②后交通动脉瘤压迫动眼神经

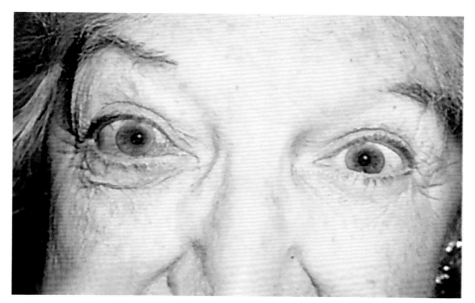

图 137 颈动脉 - 海绵窦瘘

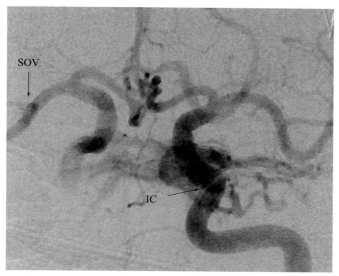

图 138 颈动脉 - 海绵窦瘘导致双侧第Ⅵ对颅神经麻痹

股动脉造影检查示眼上静脉（SOV）扩张伴逆向血流及海绵窦内的颈动脉（IC）

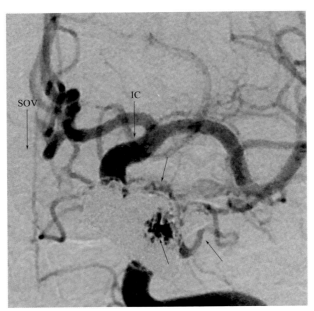

图 139 通过股动脉注射的脑血管造影术及从位于上眼睑褶皱处附近的小切口进入，经过眼上静脉送入可拆卸的铂栓塞弹簧圈

注：因为在从海绵窦中拿出时有血栓及狭窄的眼上静脉（SOV）、连续的血流通过远端的颈内动脉（IC），所以能成功闭塞海绵窦上的阴影（↑）

（由托马斯·杰斐逊大学医院的 Stavropoula I. Tjumakaris 博士和 Robert Rosenwasser 博士提供）

第4章
眼外结构

首先从四个"L"开始：淋巴结（lymph nodes）、泪器（lacrimal system）、眼睑（lids）及睫毛（lashes）。

淋巴结

颞侧结膜的淋巴主要引流到位于耳前的耳前淋巴结，鼻侧结膜的淋巴主要引流到下颌下淋巴结（图140），淋巴结体积增大或有触痛是鉴别感染性睑结膜炎与过敏性睑结膜炎的重要体征。

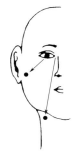

图140 淋巴引流

泪器

每一次眨眼（每隔4秒眨眼一次），通过泪泵作用使泪液向鼻侧流动，先到泪点，之后流入泪小管、泪囊，最后经鼻泪管（NLD）流到鼻部（图141）。如果患者在使用滴眼液时能按压泪点，并在滴药后闭眼60秒，则最大限度地减少药物流进鼻内，从而使滴眼液更有效，且减少药物副作用（图142、图143）。

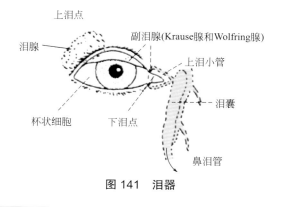

图141 泪器

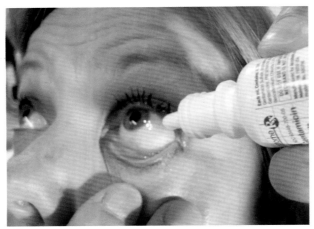

图 142　患者一只手用执笔姿势握住滴眼液瓶，另一只手在眼睛向上注视时下拉下眼睑
如果患者躺下滴则以上动作更容易。然而，有些患者更喜欢看着镜子点药

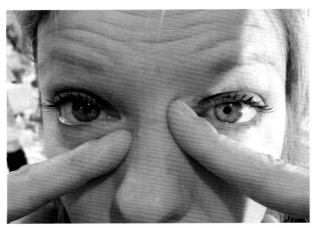

图 143　滴入眼药水之后，患者按压上、下泪点 60s，这样就可以减少药物流进鼻内导
致的全身性副作用，而且增加药物与眼球的接触
应该要求患者在医师面前做一遍。此图左侧为正确的做法

　　泪膜由外层的脂质层、中间的水样层及内层的黏蛋白层组成（图 144），如果脂质、黏蛋白或水样层的缺乏可引起干燥、刺痛、沙粒感、眼痛、视物模糊、刺痛引起流泪等症状。据报道，普通人群中干眼症（DED）的患病率为 5%，更年期妇女的患病率为 9%，老年人则为 34%。在大多数外眼感染性疾病中，泪膜具有高度的传染性。而在 AIDS 患者中，目前认为只有血性泪液才具有传染性。总之，眼科医师在对上一位患者进行检查之后，对下一位患者进行检查之前，应当及时清洗双手。

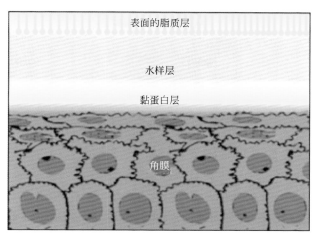

图 144　泪膜

　　脂质层由位于眼睑的睑板腺分泌，涂布在眼球表面，具有防止眼表干燥、润滑眼睑的作用。几乎半数的美国人存在睑板腺功能障碍，表现为牙膏状分泌物伴机会感染（图 145 和图 146），即后部睑缘炎，是干眼症最常见的病因。

　　水样层具有防御感染、清除杂物、填补上皮间的不规则界面从而保证角膜光滑等作用。70% 的水样层主要由位于结膜的 Krause 腺和 Wolfring 腺两个副泪腺分泌（图 141）。而泪腺的主要作用是在情绪变化或眼部受刺激时反射性分泌水样液，有助于水样层的形成。角膜反射弧以三叉神经（CN Ⅴ）为传入神经，以面神经为传出神经。LASIK 手术和 PRK 手术、糖尿病神经营养性角膜炎、单纯疱疹病毒性角膜炎或带状疱疹病毒性角膜炎可损伤三叉神经（CN Ⅴ），引起眼表改变，导致干眼症；贝尔麻痹等可损伤传出神经——面神经，引起不完全的瞬目反射，甚至完全不能闭合眼睛（尤其是在夜晚）而导致干眼。检测角膜知觉（CN Ⅴ）时可用无菌的棉条尖端轻轻触碰两侧角膜并比较双侧瞬目反射。很多药物会减少水样液的产生，包括利尿剂、β- 受体阻断剂类降压药、镇静剂、抗抑郁药、抗组胺药、抗帕金森药、膀胱解痉药、胃黏膜保护剂及促胃动力药等。泪液水样成分减少的主要原因有年龄增长及 Sjögren 综合征（眼干、口干、关节炎）等系统性自身免疫性疾病引起的炎症。其最终可导致炎症性眼表上皮疾病，称为干燥性角结膜炎。50% 的 Sjögren 综合征患者常伴发类风湿性关节炎或狼疮，而类风湿性关节炎或狼疮也可单独引起干眼症。一般情况下，羟氯喹常用于治疗这三种自身免疫性疾病。

　　黏蛋白层由杯状细胞分泌产生，杯状细胞占结膜细胞的 5% ～ 20%。黏蛋白层可裹挟脱落的细胞、细菌及其他异物，并将其引流到鼻内进行清除。

绝经后会发生结膜杯状细胞减少；任何损伤结膜的病变，如 Stevens-Johnson 综合征（图 10）、眼类天疱疮（图 282）、沙眼（图 287）、碱烧伤（图 236、图 237）、维生素 A 缺乏等，也会使杯状细胞减少。后者会导致结膜上皮细胞功能障碍（图 147），使泪液和黏液分泌均减少。维生素 A 缺乏的主要病因为不良的饮食习惯或食物吸收不良。食物吸收不良现象日渐增多主要是由胃分流术治疗肥胖的流行导致的。维生素 A 缺乏导致的视力衰退主要原因为干眼引起的角膜干燥或视网膜视杆细胞因缺乏维生素 A 而不能合成视紫质而使其功能下降。与之相反，如果维生素 A 过量，则其毒性会引起颅内压增高伴视力衰退（图 447）。

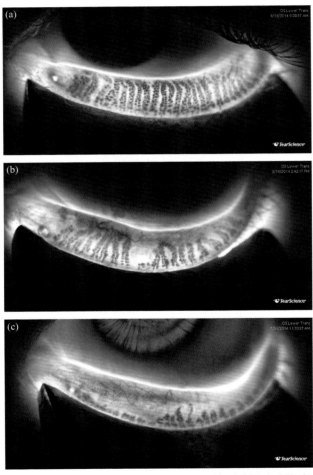

图 145　睑缘透视照可显示睑板腺，用于检测睑板腺功能障碍
（a）正常；（b）局部缺失；（c）严重缺失

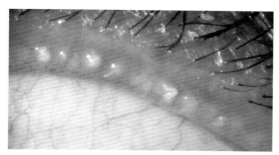

图146　在正常情况下，上、下眼睑加起来总共有 22 个睑板腺，分泌的睑脂为清亮、
油脂状

这个病例示腺体功能异常：白色、膏状分泌物（由 Michael Lemp 博士提供）

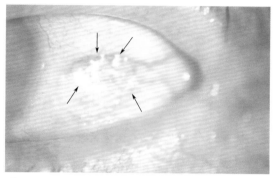

图147　维生素 A 缺乏引起的结膜角化表现为白色的 Bitot's 斑（↑），这类损害常出现
在角膜缘周围区域

［来源：Ahad MA 等，Eye (Lond.)，2003, Vol. 17 (5)，671-673. 经 Macmillan Publishers 授
权使用］

　　用钴蓝色光照射角膜上皮细胞，角膜上皮细胞点状荧光素染色，即可诊
断干眼症（图231）。通过测试泪膜破裂时间（TBUT）可检测泪膜的完整性
（图148）。Schirmer 试验则用于检测眼表泪液分泌量。在进行 Schirmer 试验时，
首先在患者眼内滴一滴表面麻醉剂，然后将一张折叠的滤纸条放在结膜表面
（图149）。如果在 5min 内滤纸浸湿的长度小于 10mm，则考虑为干眼症。干
眼症患者发生 Schirmer 试验异常的概率为 21%，角膜荧光素染色阳性的概率
为 50%，结膜丽丝胺绿染色阳性及异常 TBUT 概率为 60%。丽丝胺绿可特异
性地使失活的结膜上皮细胞染色（图150）。

　　对于干眼症的治疗，通常在白天使用人工泪液，于夜间使用软膏。市面
上有各种人工泪液，其主要区别为黏滞度、价格及是否含有防腐剂。需根据
每个患者的病情和经济状况选择最适合的人工泪液。然而，人工泪液消除干

眼症状的持续时间仅为 10 ～ 15min，这导致了人工泪液滥用问题常常发生。如果干眼症症状一直持续未缓解，就需要植入可吸收或永久性泪小点栓子以关闭泪小点（图 151），这可使超过 50% 的患者干眼症症状得到缓解。此外，房间使用加湿器和口服亚麻籽油能增加睑板腺的分泌。使用计算机或者在阅读时可导致瞬目减少从而加重干眼症症状，因此，应当鼓励患者有意识地多眨眼。每天 2 次滴用 0.05% 环孢素（环孢素眼用制剂）滴眼液可抑制 T 淋巴细胞诱导的炎症，从而增加泪液生成。低剂量的类固醇滴眼液，如氟米龙（FML，0.19%）则很少使用。干眼症可引起角膜病变，从而导致视力不稳定。在行角膜屈光手术或白内障手术之前及时诊断并记录患者有无干眼症非常重要，因为这两种手术均会加重干眼症病情，若术前没有准确记录患者的干眼症症状，术后一旦发现干眼症则会引起患者不满，易发生不必要的纠纷。

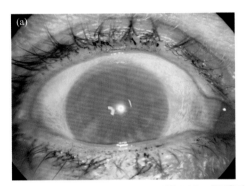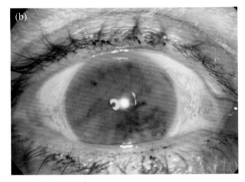

图 148　泪膜破裂时间（TBUT）

（a）正常角膜荧光素染色并用钴蓝色光观察示染色均匀；（b）保持睁眼状态，染色均匀的泪膜在睁眼后 10 秒钟之内发生破裂，表现为泪膜破裂时间异常（Elliot Davidoff 博士提供）

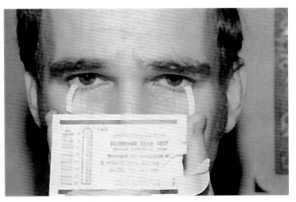

图 149　Schirmer 试验

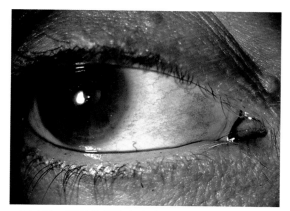

图 150　丽丝胺绿染色着染失活的结膜上皮细胞

在干眼症患者中染色密度增加，且通常见于睑裂区（由纽约大学医疗中心的 Eric Donnenfeld 博士提供）

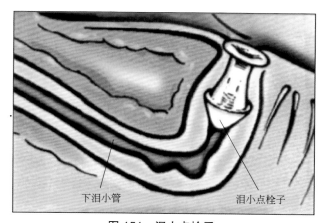

下泪小管　　　　　　　泪小点栓子

图 151　泪小点栓子

问题包括：40% 患者栓子丢失；9% 溢泪；10% 对眼具有刺激性；尤其常见于无法将毒性或炎性的化学物质从眼表清洗的患者（由 Eagle Vision 提供）

泪（溢泪）

流泪是非常常见的主诉，这种主诉往往非常轻微，因此，不用特意去做检查，其处理方法如下。

引起溢泪的病因主要有以下两点：

1. 情绪变化或眼睛受到刺激导致泪液产生增加；而与之相反的是，干眼症可刺激眼睛反射性流泪；

2. 泪液产生正常，但是不能正常引流到鼻内。

引流功能障碍导致的溢泪

一旦排除了泪液产生增加导致的溢泪，就要检查泪液从眼表引流至鼻内的管道是否通畅。将荧光素染料置于结膜表面（图152），如果荧光素消失缓慢且双眼荧光素消失速度不对称，或者荧光素染料从结膜囊内流到脸颊，则可推断有泪液引流受阻。

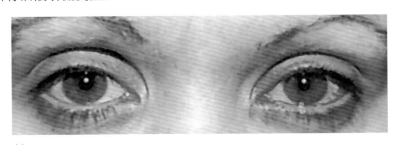

(a)

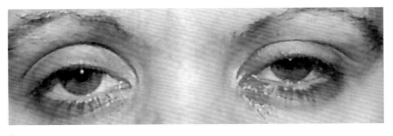

(b)

图152　（a）双眼都有荧光素；（b）左眼泪道闭塞，阻止荧光素染料从泪道排至鼻腔

■ 眼泪无法接触泪点

下眼睑松弛可使瞬目反射的抽吸作用下降；睑外翻时泪小点外翻（图165）使泪湖与泪点隔开，导致眼泪无法流入泪点。两者均可通过全层楔形切除术使下眼睑收紧进行治疗。

■ 泪点或泪小管阻塞

泪点狭窄的病因有：年龄增长、局部药物、创伤、感染，尤其是睑缘炎。

泪点和泪小管可用不同直径的泪点探针（图153）进行扩张。如果管腔仍旧不通，则可手术切开扩大泪点。如果疗效不佳，则可以在局部麻醉下置入泪小管支架（图154），放置3个月。如果溢泪的最主要原因为泪小管发生病变，则可通过置入永久性的钛硼硅酸硬玻璃管，在结膜和鼻腔之间再造一个管道。泪小管的外伤性断裂可用猪尾状探针修复（图155），这种探针可通过上泪点到达撕裂处，取一个硅胶管与其贴合，取下探针后从下泪点穿过，并与硅胶管的另一端贴合并取下来，这样就形成了一个连续的腔以使管道愈合。

比较罕见的是，泪小管可因以色列放线菌感染而发生阻塞。在这种情况下，应当切开泪小管并去除沙砾状结石。这种细菌对青霉素和磺胺类药物敏感。

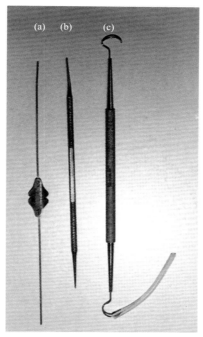

图153　（a）泪点探针；（b）泪点扩张器；（c）猪尾探针

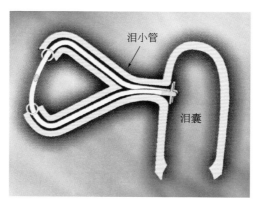

图154　用于治疗泪道狭窄和泪小管重建的双泪小管支架
（由 FCI 眼科中心提供）

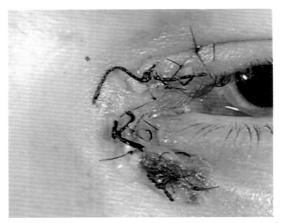

图 155 修复撕裂的泪小管

■ 鼻泪管阻塞导致溢泪

　　对于成年人而言，慢性鼻炎是导致鼻泪管阻塞的主要原因；而对于婴儿，其主要病因为鼻泪管鼻侧的远端开口闭塞，即 Hasner 瓣在出生时未打开。尽管 90% 鼻泪管阻塞的患儿在 1 岁时鼻泪管远端可自然开放，但是在患儿出生后的 6 ～ 12 个月时会因发生反复感染而需要不断治疗。对于这些患儿，需要泪道冲洗或泪道探通治疗（图 156、图 157）。成人的治疗方法也与此相同。如果鼻泪管仍然狭窄，则需要用气囊式的导管扩张通道（图 158），或者从泪小点，经泪小管、鼻泪管向鼻腔内插入硅胶管并留置 2 ～ 4 个月。

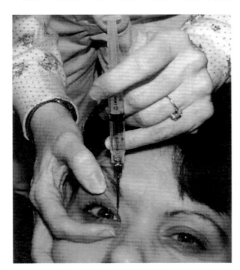

图 156 冲洗鼻泪管

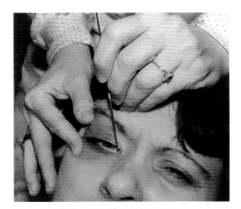

图 157 鼻泪管探通

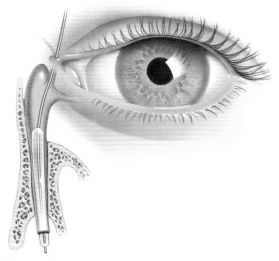

图 158　气囊导管泪囊成形术：用无菌生理盐水填充气囊
（由 Quest Medical, Inc. 提供）

如果溢泪症状未改善，鼻泪管仍阻塞，则需要在鼻骨做一个新的手术开口，并将泪囊的黏膜与鼻黏膜缝合（泪囊鼻腔吻合术）。除此之外，还有一种情况需要做泪囊鼻腔吻合术，那就是泪液滞留导致的泪囊反复感染（泪囊炎；图 159）。

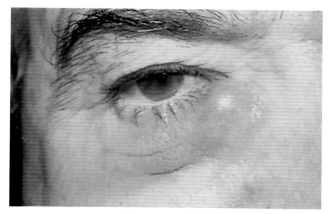

图 159　泪囊炎

泪囊炎的症状主要有泪囊区肿胀、压痛，压迫泪囊时泪点有脓液渗出。处方：按摩泪囊；消除鼻黏膜充血的药物；局部（见图表）及全身性的抗生素；泪囊鼻腔吻合术开放鼻泪管。

常见局部抗感染药

商品名	通用名称
抗生素	
10% 复方磺胺醋酰钠	10% 乙酰磺胺
盐酸环丙沙星溶液或软膏	0.3% 环丙沙星
0.5% 红霉素软膏	0.5% 琥乙红霉素软膏
庆大霉素溶液或软膏	0.3% 庆大霉素
新孢霉素溶液	新霉素、多黏菌素 B、短杆菌肽
新孢霉素软膏	新霉素、多黏菌素、杆菌肽
氧氟沙星溶液	氧氟沙星 0.3%
多黏菌素 B 溶液	多黏菌素 B、硫酸甲氧苄啶
多黏菌素 B 软膏	多黏菌素 B、杆菌肽
托百士溶液或软膏	妥布霉素 0.3%
抗生素 / 类固醇复方制剂	
醋酸泼尼松龙滴眼液或眼膏	10% 复方磺胺醋酰钠，0.2% 泼尼松龙
Cortisporin 悬浮液	新霉素、多黏菌素 B、皮质醇
Maxitrol 溶液或软膏	新霉素、多黏菌素 B、地塞米松
帕利百滴眼液或眼膏	泼尼松龙、新霉素、多黏菌素 B
典必舒滴眼液或眼膏	0.3% 妥布霉素、0.1% 地塞米松
祛病菌素滴眼液或眼膏	10% 复方磺胺醋酰钠、0.5% 泼尼松龙

眼睑

眼睑肿胀最常见的原因为过敏反应。过敏反应可导致眼睑水肿，过敏反应发作间期水肿消退，皮肤干燥皱缩（图 160）。体液潴留可导致坠积性水肿，表现为晨起眼睑水肿及白天脚踝肿胀。通过按压小腿的胫骨前区，观察皮肤凹陷时间是否延长即可诊断坠积性水肿。外伤也是眼睑肿胀的常见原因。甲状腺功能减退（黏液性水肿）和因眼眶肿物或海绵窦血栓形成、瘘管导致的眼眶静脉性充血是其较少见的病因。

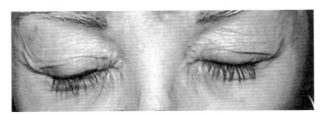

图 160　过敏之后皱缩的皮肤

眼睑皮肤松弛是指因衰老导致的皮肤松垂（图161）。另外，眼睑反复水肿会不断拉伸皮肤，可加重皮肤松弛。有些眼睑皮肤松弛的患者甚至可触及从眶隔脱出的眶脂肪（图162、图163）。眼睑成形术常用于改善外形或眼睑下垂（上睑下垂）影响视力的患者。

睑缘撕裂伤必须小心地操作以免出现瘢痕。沿灰线将撕裂两侧皮肤精确对合，用4-0的缝线穿过睑板缝合伤口（图164）。

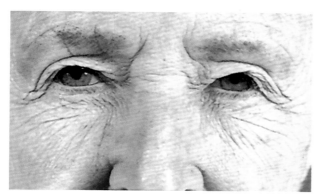

图 161　皮肤松垂

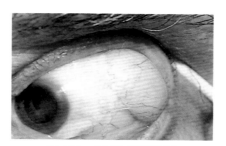

图 162　结膜下的眶脂肪

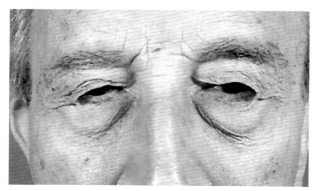

图 163　在下眼睑处可触及从眶隔脱出的眶脂肪

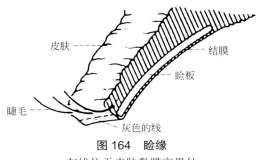

图 164　睑缘
灰线位于皮肤黏膜交界处

睑外翻（图 165）是指睑缘向外翻转。衰老导致的眼睑松弛是睑外翻的常见原因。长期习惯性地擦拭眼泪或经常使用滴眼液可因下拉眼睑并减弱眼睑肌肉力量，加重睑外翻。面神经麻痹或下睑皮肤瘢痕牵引也是睑外翻的原因，但是并不常见。睑外翻需要手术治疗。

睑内翻（图 166）即睑缘向内翻转，其原因可能为结膜瘢痕性收缩（图 10）、老年性眼睑松弛或眼轮匝肌痉挛。睑内翻同样需要手术治疗矫正。睑裂是指上、下眼睑之间的间隙（图 167）。上睑下垂、甲状腺疾病导致的眼睑退缩、突眼、眼球内陷都会使睑裂大小发生改变。如果一侧的睑裂较大，就会导致该侧眼睛外观上比对侧大，这几乎不可能是眼球大小不一致造成的。但也有例外，比较罕见，那就是先天性青光眼导致的眼球增大（图 343）及严重损伤导致的眼球萎缩（phthis 眼球）。

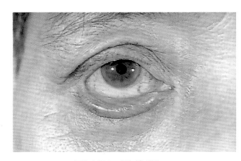

图 165　睑外翻

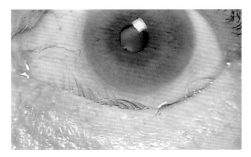

图 166　睑内翻

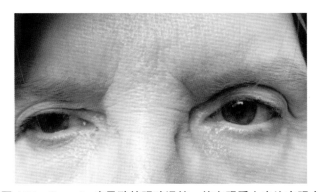

图 167　Grave's 病导致的眼睑退缩，使左眼看上去比右眼大

上睑下垂

上睑下垂是指上眼睑下垂伴睑裂变小。婴幼儿出生时就可有上睑下垂，其常见原因为提上睑肌功能不足。若无视觉障碍或不影响外观可不用手术治疗。

上睑下垂的手术疗效取决于有功能的提上睑肌数量，如果提上睑肌功能正常，将位于睑板的提上睑肌前徙即可（图168～图171）。有时则需切除部分提上睑肌以加强肌力。先天性上睑下垂时，其提上睑肌功能减退，需要行额肌微型手术，就是将睑板与眉毛上面的额肌相连。

如果上睑下垂的发作具有自发性、周期性，或伴有复视，应怀疑是重症肌无力的首发症状。重症肌无力属于神经肌肉接头病变，该类患者在疲劳或刺激试验（如要求患者向上注视几分钟）之后下垂症状会加重（图172、图173）。

上睑下垂的其他神经病学方面的病因还有第Ⅲ对颅神经麻痹（图92～图94）及交感神经病变（图120、图121）。

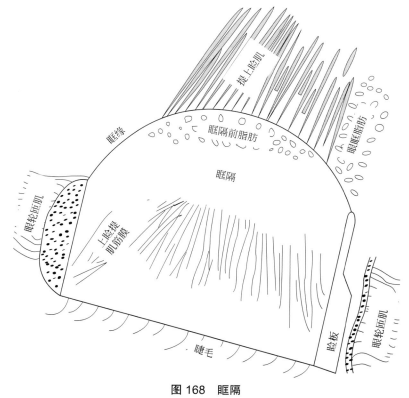

图 168　眶隔

起始于眶上缘，增厚形成睑板，在眶尖形成提睑肌，其腱膜通过并参与前睑板的形成，
提上睑肌闭合眼睑分离眼轮匝肌

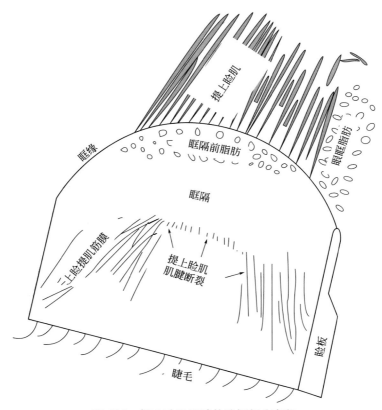

图 169　提上睑肌肌腱从睑板部分离断

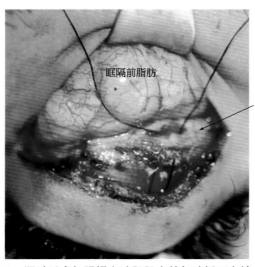

图 170　通过手术加强提上睑肌肌力并与睑板下方缝合以治疗上睑下垂

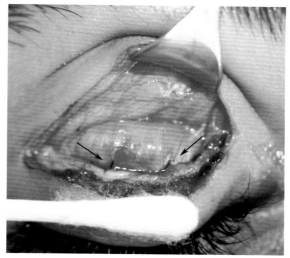

图 171 图 170 中的提上睑肌肌腱膜断裂后与下睑板缝合
（由 Joseph A. Mauriello 博士提供）

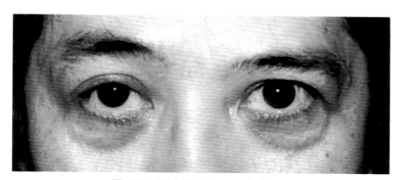

图 172 重症肌无力：无上睑下垂

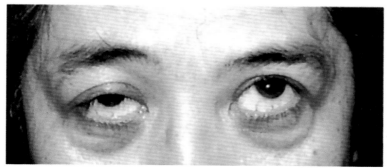

图 173 重症肌无力
在向上注视 5min 后出现眼睑下垂

睫毛

倒睫（睫毛向内生长）可刺激角膜，可由睑内翻（眼睑向内翻）导致（图166、图234），或是外伤损伤睑缘导致。可拔除（向外拔出）睫毛或用电解或冷冻手术损坏睫毛毛囊治疗。

有时，睫毛会在皮肤内生长，不突破皮肤表面（图174）。这种睫毛在局部注射麻醉剂后可消退。

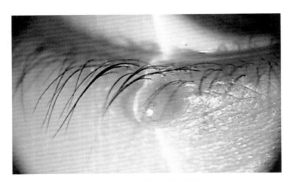

图 174　皮内生长的睫毛

在头皮、头发及睫毛处的虱（头虱病）可引起睑缘炎和结膜炎（图175）。在美国，其发病率高达 6 百万例 / 年，主要见于 3 ～ 12 岁的儿童。处方：若使用非处方药氯菊酯洗发液无效，则可用疗效更强的处方药 1% 林丹。

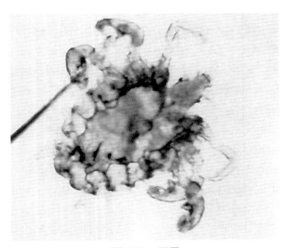

图 175　阴虱

睫毛脱落是指睫毛及眉毛的丢失，其病因可能为皮肤病、外伤、睑缘炎及精神疾病导致的脱毛（拔毛癖）。

乳头状瘤病毒引起的疣（图176）和水痘病毒引起的接触性传染性软疣（图177、图178）都是最常见的皮肤损伤疾病。当二者皮肤病损靠近眼部时，可导致慢性结膜炎，且常规治疗无效。通常为多灶性、极易向周围组织蔓延（图281，结膜疣）。由于影响美观，通常会将其切除，并起到预防增殖的作用。软疣则常通过刮除中央脐形小凹进行治疗。疣可用基底烧灼的方法切除。

脂溢性角化病（图179）常见于老年人，是一种良性的、外观棕色、表面粗糙、活动度较差的新生物，外观似被扔掷在墙上的黏土。当影响美观时，可考虑手术切除。

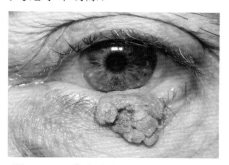

图176　寻常疣（疣突）及其典型的菜花状形态

（由佐治亚州医学院的 Michael Stanley 提供）

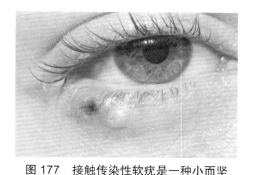

图177　接触传染性软疣是一种小而坚硬的圆脐状，中央伴干酪样物质的丘疹，可以单独存在，也可以多发

（由 Malcolm Luxemberg 博士和 Arch. Ophthalmol., Sept. 1986, Vol. 104, 1390. 提供，美国医学学会 1986 年版权所有）

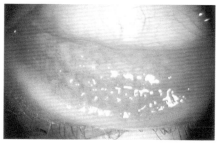

图178　由接触性传染性软疣病毒引起的滤泡性结膜炎

（由 Malcolm Luxemberg 博士及 Arch Ophthalmol., Sept. 1986, Vol. 104, 1390. 提供。美国医学学会 1986 年版权所有）

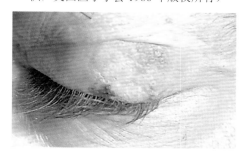

图179　脂溢性角化病

表皮样囊肿（图180）是生长于皮内的良性、光滑的、透亮的、充满干酪样物质的白色球状物，当影响美观时也可手术切除。

痣（图181）从幼儿时期就有的、良性的、有或无色素的、界限清楚的新生物。如果出现异常增生、边界不清、发炎、卫星病灶、不规则的色素沉着、溃疡或出血等情况时，则怀疑发生恶变。

角化棘皮瘤（图182）呈良性生长，可自行消退。其边缘卷曲伴中央脐形凹陷并充以角栓，从形态上很难与癌瘤鉴别，因此，常需要通过组织活检才可诊断。

婴幼儿毛细血管瘤（图183）是儿童眼睑和眼眶最常见的良性肿瘤。在婴幼儿，其发病率约为 1% ～ 3%，出生后不久就会发病，到 2 ～ 3 岁时通常会消退。如果婴幼儿毛细血管瘤引起眼睑遮挡、影响视力，或是引起斜视、压迫眼球等症状时则需要治疗，全身或局部的糖皮质激素治疗是其首选方法。另外，也可以用手术或激光刀切除治疗，还可以全身或局部应用 β- 受体阻断剂。

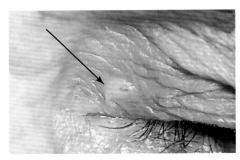

图 180　表皮样囊肿

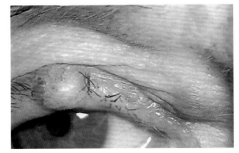

图 181　痣

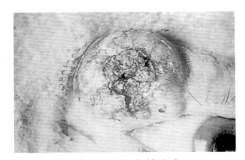

图 182　角化棘皮瘤

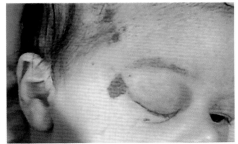

图 183　婴幼儿毛细血管瘤

基底细胞癌最常发生于眼睑、面部及头皮，这些部位也常发生鳞状细胞癌（图184）。眼睑肿瘤占全身皮肤肿瘤的 5% ～ 10%，这类疾病的发生与太阳紫外线暴露密切相关。因此，任何年龄阶段的人都不鼓励日光浴，尤其是白种人。基底细胞癌和鳞状上皮细胞癌是人类最常见的恶性肿瘤，在美国，其发病率约占人群的 1/5。所有慢性、质地较硬、结节性、浸润凹陷、有溃疡形成及血管化损害的病变都需要进行组织活检。

皮角（图 185）是脂溢性角化病、疣或鳞状细胞癌和基底细胞癌的角质化过度生长的表现；因此，需要对其基底做组织活检。

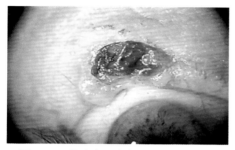 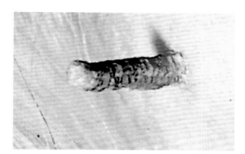

图 184　眼睑癌通常起源于基底细胞，其外观与鳞状细胞类似，鳞状细胞起源的眼睑癌也比较常见

图 185　皮角

斑痣性错构瘤病

斑痣性错构瘤病是一种累及大脑、皮肤及眼睛等部位的先天性综合征。若在婴幼儿患者发病初期出现皮肤损害，则往往警示有其他一种或多种更加严重的疾病。

1. 结节性硬化症。常在出生后 3 年内起病。患者可表现为轻度的癫痫发作、智力缺陷及皮脂腺腺瘤，75% 的患者生存年龄不超过 20 岁（图 186、图 187）。

2. Sturge-Weber 综合征。表现为面部葡萄酒样毛细血管畸形（图 188），半数患者可有智力发育迟缓。应当随访监测该类患者是否有早期青光眼、脉络膜及中枢神经系统（CNS）血管瘤等。

3. 神经纤维瘤病。是一种外显率不完全的常染色体显性遗传病。瘤体可影响视神经、虹膜、视网膜及眼睑皮肤（图 189）。94% 的患者可有虹膜 Lisch 结节（图 190）。在发病早期可出现皮肤褐色斑，最终 99% 的患者可发生皮肤褐色斑。

麻风病是由耐酸的麻风分枝杆菌引起的一种慢性疾病，可通过呼吸道传播，通常累及童年时期长期暴露于麻风分枝杆菌的人群（图 191、图 192）。

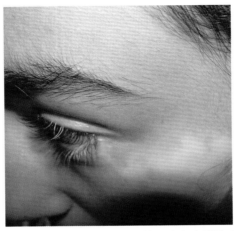

图 186　皮肤灰叶斑是多样的，为色素脱失斑

其边缘不规则，通常为结节性硬化症的首发症状，可见于高达 90% 的患者

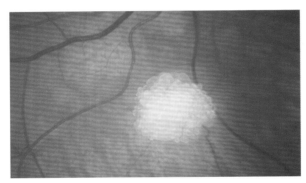

图 187　结节性硬化症的视网膜星型细胞瘤

钙化区呈桑葚形（由圣路易斯，密苏里州巴恩斯视网膜研究所 Dana Gabel 提供）

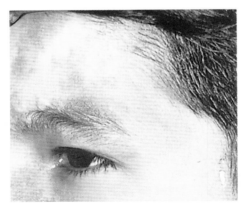

图 188　Sturge-Weber 综合征

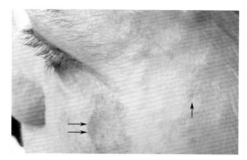

图 189　神经纤维瘤病（von Recklinghausen 病）

特点是皮肤及神经系统上可见神经纤维瘤（↑），形状不规则、呈褐色斑点状咖啡牛奶斑（↓↓）。成年人通常为多发（5 处及 5 处以上），大小为 0.5 ～ 1.5cm

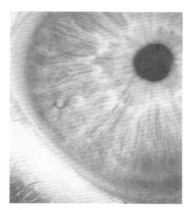

图 190　神经纤维瘤病患者虹膜表面的 Lisch 结节

（由 S. J. Charles；FRCS；Arch. Ophthalmol., Nov. 1989, Vol. 107, 1572. 提供。美国医学学会 1989 年版权所有）

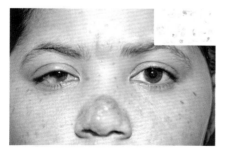

图 191　来自佛得角群岛的 22 岁瘤型麻风病患者

在面部、躯干及四肢可见斑点及红斑结节性病变。通过皮肤活检 Fite 染色及抗酸杆菌检测即可诊断

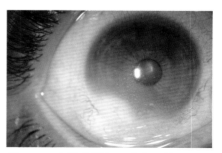

图 192　麻风病引起眼球表面的实性结节伴肉芽肿性虹膜炎

（由 Carly Seidman；Arch. Ophthalmol., Dec. 2010, Vol. 128, 1522 提供。美国医学学会 2010 年版权所有）

前、后睑缘炎

睑缘炎是指睑缘的炎症或感染，临床上十分常见，在成年人中，其发病率可高达50%。眼科医师几乎每天都能遇到睑缘炎或者有睑缘炎后遗症的患者，如结膜炎、睑腺炎、睑板腺囊肿、角膜溃疡、眼睑蜂窝织炎、干眼，或者角膜接触镜不耐受等。

治疗角膜、结膜和睑缘的感染，通常会使用相对便宜的抗生素滴眼液和眼膏（见表"常见局部抗感染药"）。许多人提倡使用药物商品名，这样就不需要写明药物成分和浓度，且很容易记下药名。在处方上书写药物商品名，不仅节约时间，而且会更加精确。有时，应用像杆菌肽、红霉素眼膏等药物通用名会显得更加方便。

前睑缘炎可表现为结痂、发红、睫毛周围溃疡性皮肤损害（图193、图194），其常见致病菌为金黄色葡萄球菌。脂溢性睑缘炎与头皮、眉毛皮屑有关，可用适当的洗发剂清洗。

因蠕形螨导致的蠕形螨睑缘炎是较少见的睑缘炎类型。蠕形螨属寄生于几乎所有成年人的睫毛处。有些人对其较敏感，表现为瘙痒、结膜炎。在裂隙灯下，可观察到围绕睫毛根部的圆柱形袖套状鳞屑（图196）。市场上有专门的茶树制剂（Cliradex and Demodex®）用于治疗此类感染。

后睑缘炎（图197～图199）可累及上、下眼睑的所有睑板腺，共22个。发病后这些睑板腺失去功能、无法再产生油脂为泪膜提供脂质成分（图145、图146）。有研究表明，高达86%的干眼症患者的部分病因为后睑缘炎。后睑缘炎通常与酒渣鼻相关（图195）。睑板腺导管开口处的白点（图197）和泡沫样分泌物（图199）是其重要体征。

前、后睑缘炎通常会同时出现（图200）。两者均需要注意睑缘卫生，包括用非处方的抗菌清洁液湿热敷或用力擦拭睑缘。也可以用比较便宜的婴儿洗发水。此类疾病通常是慢性的，应当在发作间期进行长期预防性治疗。

对于一些耐药的患者，可用处方药含有0.02%次氯酸的睑缘清洗液（Avenosa）。同时可加用抗生素滴眼液或眼膏（见表"常用局部抗感染药"）。有时可联用0.5%酮咯酸等非甾体类抗炎药（NSAIDs）。睑缘炎和疱疹病毒性角膜炎常表现为异物感、眼痛、角膜荧光素染色阳性等，因此应慎用类固醇类药物。当出现视物模糊、角膜炎、眼睑蜂窝织炎（图204）或角膜溃疡等症状时，应口

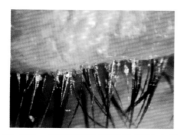

图 193　前睑缘炎伴睫毛硬结皮片
（由 Michael Lemp 博士提供）

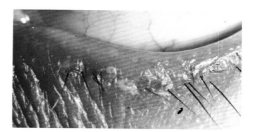

图 194　前睑缘炎伴睫毛周围结痂和溃疡
（由 Michael Lemp 博士提供）

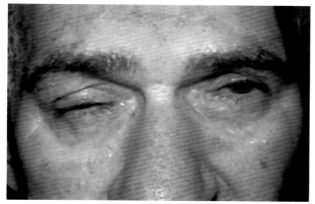

图 195　酒糟鼻患者患眼睑结膜炎
这种慢性疾病常伴有鼻部、前额、面颊和下颏皮肤充血、脓疱

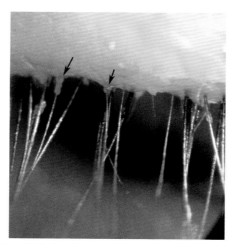

图 196　根据围绕睫毛根部的圆柱形袖套状鳞屑进行诊断（↑）
与睑缘另一种疾病——虱子附着相比，后者可在裂隙灯下看到寄生虫和虫卵（幼虫）
（图 175）（由纽约大学医学中心 Eric Donnenfeld 博士提供）

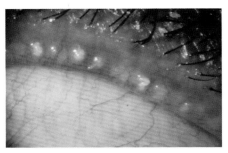

**图 197　看到从睑板腺导管开口处自发
渗出的牙膏样睑脂即可诊断为后睑缘炎**
（由纽约大学医学中心的 Eric Donnenfeld
博士提供）

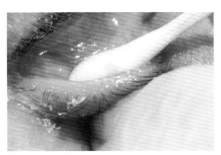

图 198　后睑缘炎
可通过按摩眼睑并挤出牙膏样分泌物，
并将其作为诊断睑板腺功能障碍的依据。
另外，按摩眼睑也可起到治疗作用

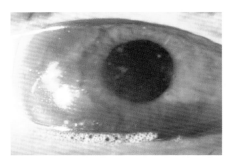

**图 199　后睑缘炎伴睑板腺上覆盖泡沫
状分泌物**
（由 Michael Lemp 博士提供）

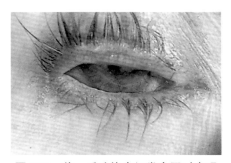

图 200　前、后睑缘炎经常会同时出现

服常规抗生素，如多西霉素 100mg，2 次 / 日。

　　按摩睑缘时若出现白色糊状物，而不是正常的清油状物，则具有诊断意义。应当告诉患者在睑板腺按摩过程中虽然有时会出现不适症状，但是该按摩可起到治疗作用（图 198）。很多睑板腺炎患者通过规律、规范的睑板腺按摩得到治愈。

　　睑板腺囊肿（图 201）是由于睑板腺开口堵塞而发生的睑板腺囊样扩张。睑板腺内滞留的脂质及其分解产物可引起肉芽肿性炎症反应。睑板腺囊肿通常无痛，除非受到感染。在治疗上，和睑缘炎相似，包括热敷后按摩和眼睑清洗。另外，常用的治疗方法有：滴用抗生素或类固醇滴眼液，或者囊肿内注射类固醇类药物，加或不加抗生素。有时需要口服多西环素并将囊肿切开引流（图 202）。

　　睑腺炎是睫毛周围 Zeis 腺和 Moll 腺感染所致（图 203），常用热敷、局

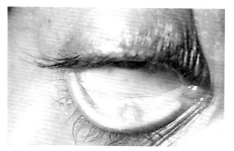

图 201　发生在眼睑内侧的睑板腺囊肿

部抗生素及切开引流等方法治疗。如果其周围组织有明显的蜂窝织炎则需要全身应用抗生素。

　　眼睑蜂窝织炎是由睑腺炎、睑板腺囊肿、蚊虫叮咬等引起的弥漫性感染，表现为眼睑发红、触痛（图204、图210），同时可能伴有淋巴结肿大和发热。处方：局部或全身使用抗生素。如图160所示，皮肤皱缩是眼睑蜂窝织炎对治疗敏感的初始表现。值得注意的是：病情严重时，眼睑蜂窝织炎可穿透眶隔（图205、图211和图212），导致眼眶蜂窝织炎，并进一步扩展到大脑，引起脑膜炎，甚至危及生命。

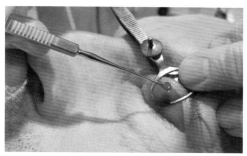

图 202　睑板腺囊肿钳可用于在切开刮除术中以减少出血

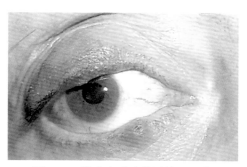

图 203　发生在眼睑外侧的睑腺炎

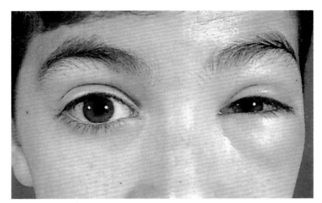

图 204　眶隔前蜂窝织炎，病变位于眶隔前部（图 168、图 205），最常见于儿童，并通常继发于眼睑感染

眼眶蜂窝织炎起源于眶隔后部的感染，最常见于鼻窦炎

第 5 章

眼眶

　　眼眶是圆锥形骨腔（图 205、图 206），在眶尖有三个孔洞，其内有眼部神经、动脉及静脉穿过。

　　与眼球可直视不同，眼眶则通常需要 CT 扫描、MRI 等诊断工具进行观察。CT 扫描是用于诊断骨折、异物、甲状腺疾病（图 1～图 3）、鼻窦炎（图 207～图 209）等眼眶疾病的放射学技术（图 1～图 3）。

　　在过去的 30 年里，CT 扫描在医学诊断上具有巨大的贡献，但是，由于过度使用 CT 扫描，诊断过程中辐射量增加 6 倍。有人预测在美国 CT 扫描是未来 1.5%～2.0% 的癌症患者的主要病因，研究表明 90%～95% 的患者不了解其风险。

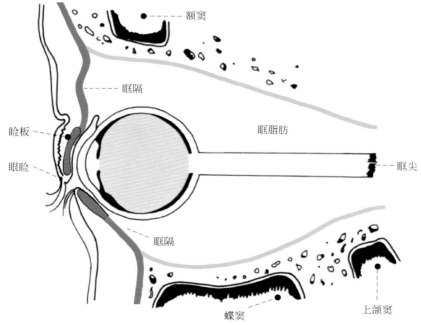

图 205　眼眶侧面观

眼眶骨膜（眶骨膜）（绿色）、眶隔（红色）、睑板（蓝色）是一层连续的结缔组织膜。
纤维膜出眼眶之后覆盖视神经，并与硬脑膜相连覆盖大脑

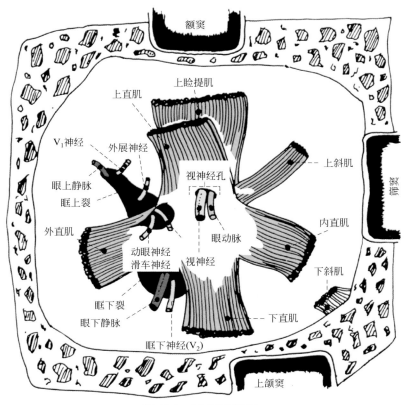

图 206　正面观示眶尖

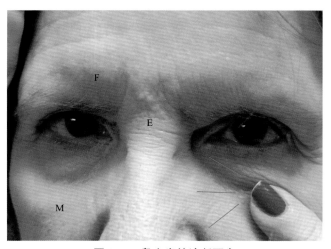

图 207　鼻窦炎的诊断要点

在额叶（F）、筛骨（E）、上颌窦（M）触诊轻轻刺激，在这个病例中，累及左侧上颌窦

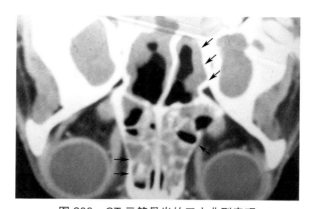

图 208　CT 示筛骨炎的三大典型表现

水平平面上积液（↑）、气腔浑浊（↑↑）在急性病病程中较常见。黏膜增厚在慢性病程中更常见（↑↑↑）

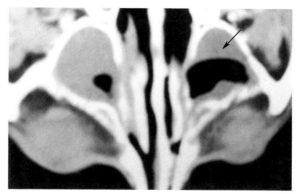

图 209　CT 扫描示蝶窦炎伴气 - 液平面

鼻窦炎

　　眼眶四周由眶周鼻窦围绕，如上颌窦、额窦、蝶窦、筛窦。眼球后部、位置较深的疼痛通常是由这些鼻窦的过敏反应或感染引起的，如果在发炎的额窦、筛窦、上颌窦的皮肤表面按压，会引起按压痛（图 207）。蝶窦位于眼球后部，因此，按压表面皮肤，蝶窦无反应。

眼眶疾病的诊断要点

　　1. 眼球突出（突眼）。眼球向前突出。

2.眼球内陷。凹眼。

3.眼睑浮肿（有时眼睛完全闭合）；结膜血管充血、发红；结膜下清亮的液体（结膜水肿）。

4.累及Ⅲ、Ⅳ和Ⅵ对颅神经，或眼外肌的局部损伤引起眼球运动功能（眼球麻痹）丧失。

5.静脉瘀血引起罕见的眼内压增高。

眶隔膜蜂窝织炎可导致眼睑完全肿胀闭合（图204、图210），可能会进一步发展引起罕见的、更加严重的眼眶蜂窝织炎（图211、图212），这些患者通常眼球不能移动（眼肌麻痹），且伴有结膜水肿、发热、淋巴结肿大及突眼。这类疾病60%由鼻窦炎引起，伴发牙齿、面部、眼睑感染者也较常见。

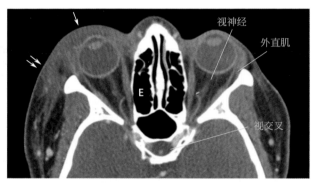

图210　CT扫描示隔膜眼睑肿胀（↑）、眼眶周围蜂窝织炎（↑↑）
眼眶眼球后区域和筛窦正常。眼球运动正常、无突眼。早期应遵循门诊患者基数
（由 Sandip Basak 博士提供）

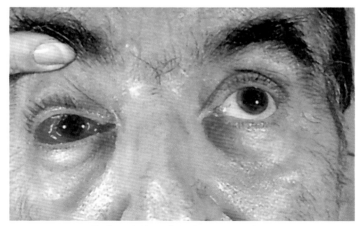

图211　眼眶蜂窝织炎伴结膜水肿及眼肌麻痹，导致无法上视

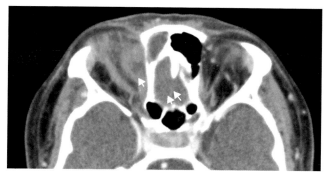

图 212　CT 扫描示筛窦炎（↑↑）引起的眼眶蜂窝织炎（↑）

（由 Rand Kirtland 博士提供）

　　眶骨膜是覆盖在眼眶内表面的、较厚的结缔组织，到眶缘处，形成眶隔，随后眶隔变厚形成眼睑的睑板（图 168、图 205），而这一连续性的纤维膜形成屏障，保护眼眶免受眼睑和鼻窦感染的危害，也因此可以称为"眼眶的防火墙"，但是，也要谨慎感染严重时会突破屏障累及眼眶。如果发生了眼眶蜂窝织炎，就很容易通过上、下眼静脉累及海绵窦，严重者可以导致血栓形成，甚至死亡。因此，一定要密切关注此类患者并予以系统抗生素治疗。

　　特发性眼眶炎性综合征，也称为眼眶炎性假瘤（图 213），是一种无明确病因的眼眶非特异性炎症，是仅次于甲状腺和淋巴组织增生性疾病后，是第三常见的眼眶疾病的病因（图 215）。确诊手段为组织活检，之后运用口服药物及病灶内注射类固醇激素等治疗方法。

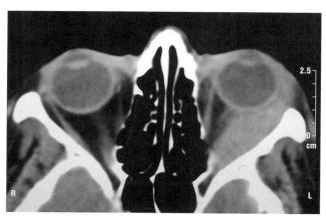

图 213　眼眶假瘤 MRI 示眼眶非感染性炎症

（由 Egal Leibovich 博士提供，Arch. Ophthalmol., 2007, Vol. 125, No. 12, 1647-1651. 美国医学学会 2007 年版权所有）

眼球突出

眼球突出（突眼症）是指因眼眶内容物增加引起的眼球突出，可用眼球突出计测量（图214）。在成年人，甲状腺疾病可引起单侧或双侧眼球突出。在儿童，因眼眶蜂窝织炎引起的单侧眼球突出则较常见。另外，引起眼球突出常见的病因还有转移性肿瘤、眼眶出血、海绵窦血栓形成、瘘管形成、鼻窦黏膜囊肿、眼眶假瘤（图213）及以下原发性眼眶肿瘤：

1. 血管瘤。
2. 横纹肌肉瘤。
3. 脂肪瘤。
4. 皮样囊肿。
5. 泪腺上皮样肿瘤。
6. 视神经胶质瘤。
7. 淋巴瘤（图215）。
8. 脑膜瘤（图118）。

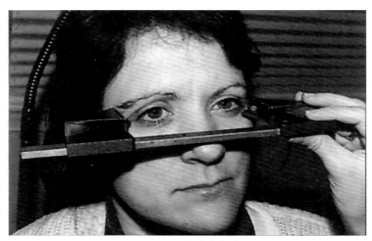

图214　眼球突出计

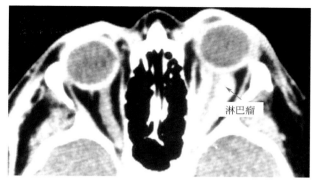
图 215　CT 扫描示眼眶淋巴瘤

眼球内陷

　　眼球内陷是指眼球向内凹陷，最常见的病因是眼球创伤引起眶内压增高，导致上颌窦顶壁薄骨破裂骨折（图 216），即称为爆裂性骨折，其症状包括结膜下出血、骨折中下直肌夹闭导致上转受限及垂直复视（图 217）。眶下神经受损，导致双颊知觉（触觉）降低（图 218）。如果出现复视或持续性眼球内陷，或是 50% 的骨折壁破裂，可在眶底放硅树脂、聚乙烯或肽网进行治疗。

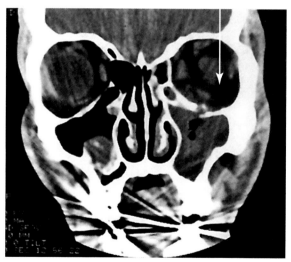
图 216　CT 扫描示眼眶爆裂性骨折（↓）

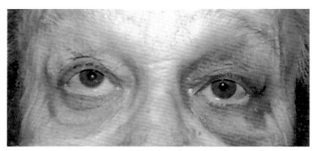

图 217　因爆裂性骨折导致的向上凝视受限

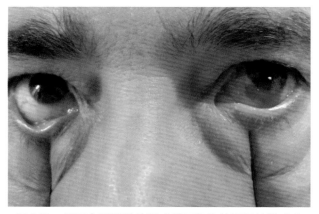

图 218　用两个回形针检测感觉迟钝比较两侧的敏感度

第6章
裂隙灯检查和青光眼

　　裂隙灯投射一束强度可变的光束至眼睛上，同时通过显微镜来观察眼睛。长而宽的光束适合眼表组织的检查，如眼睑、结膜和巩膜（图219）。长而窄的光束适用于切面的检查（图220、图221）。短而窄的强光适用于细胞细节的观察（图363）。

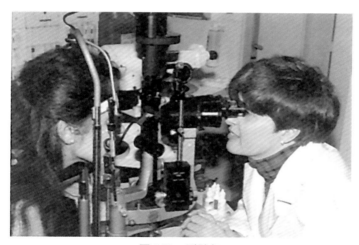

图 219　裂隙灯

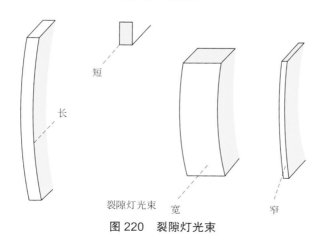

图 220　裂隙灯光束

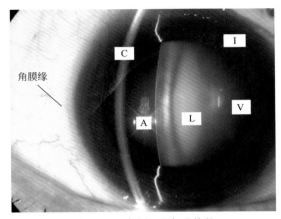

图 221　裂隙灯观察眼前段

C—角膜；A—眼前房；I—虹膜；L—晶状体；V—玻璃体

（由 Takashi Fujikado 博士提供）

角膜

角膜是透明的，与巩膜前部相连接，缺乏血管和淋巴管。灰色的角巩膜连接部分叫做角巩膜缘。正常角膜在裂隙灯切面下可观察到的组织结构［图 221～图 223（a）］。

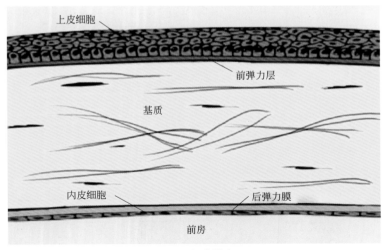

图 222　角膜横断面

（由瑞辉制药公司提供）

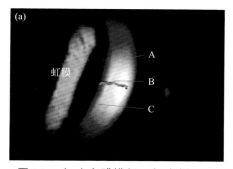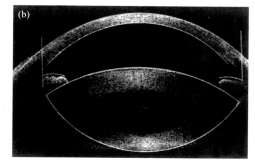

图 223 （a）角膜横断面在裂隙灯光下的结构；（b）眼前段断层扫描影像显示周边角膜
最厚

A—上皮层；B—基质层；C—内皮层

（由 Richard Witlin 提供）

1. 前面的光带。前弹力层前的上皮层。

2. 切面光带。穿过基质层。

3. 后面的光带。后弹力层后的内皮层。

角膜上皮细胞层覆盖角膜最表层，细胞约为 4～6 层，位于前弹力层以前。角膜上皮细胞更新再生迅速，40% 的上皮细胞在 24h 内再生。新生细胞位于角膜上皮层深层前弹力层前，逐渐向角膜表层移动。角膜上皮细胞生成也来源于角膜缘干细胞，生成后，逐渐移动覆盖角膜表面。

角膜基质层是一个透明组织层，在角膜中央区最厚（545μm）。角膜中央区厚度约为角膜缘的 2 倍 ［图 223（b）］。角膜基质层内拥有人体内密度最高的感觉纤维，约为皮肤感觉纤维数量的 400 倍。因此，角膜的外伤和炎症可以引起强烈的疼痛感。"Kerato" 是一个特指角膜的前缀。

角膜内皮层位于后弹力层以后的角膜最深层，它由一层不可再生的细胞组成。内皮细胞的主要功能是将角膜内液体泵出，以维持角膜透明。

角膜上皮疾病

最常见的就是由于创伤引起的角膜上皮擦伤（图 224、图 225），以剧烈疼痛和眼睛发红为主要表现。上皮受损区域用荧光素染色后裂隙灯钴蓝光观察为鲜绿色。处方：局部抗生素、睫状肌麻痹剂（双环维林针剂 1%）、口服止痛剂，同时包扎患眼。在大多数情况下，由于相邻的上皮细胞移行到擦伤区域，因此，大多数擦伤在 24～48h 内就能恢复。

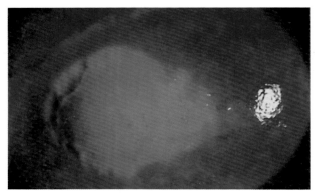

图 224　角膜擦伤处荧光素染色

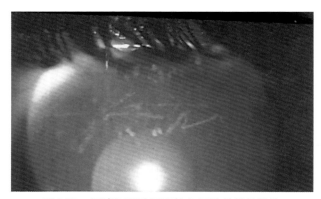

图 225　倒睫和眼睑下颗粒物导致的线性擦伤

在检查擦伤的眼睛时，为了避免疼痛，可以使用 0.5% 丙美卡因进行局部麻醉。几秒内就起麻醉效果，并持续数分钟。但是，绝不能为了缓解疼痛长期用药，因为连续使用会对角膜造成损伤。

相对而言，化学物质或手术创伤造成角膜损伤的比较罕见，化学物质或手术对角膜造成的损伤比较严重，会损坏大面积的角膜缘。此类患者的角膜上皮不能正常再生，只能通过自体角膜缘干细胞移植进行治疗，即正常角膜干细胞来源于患者另一侧正常的眼睛（自体移植物）、亲属的眼睛（同种异体移植物）（图 226）或是取自捐献者。

角膜异物（图 227）治疗方法为在滴入两滴局部麻醉药后用无菌针剔除，然后常规使用抗菌生素滴眼液。

正常情况下，位于球结膜下的灰色结节就是巩膜内神经阿克森费尔德神经环（图 228），当患者有含砂样感觉时，容易和角膜异物混淆，且为了移除"异物"会再次刺激眼睛。

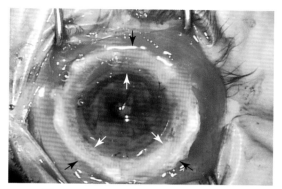

图 226　360°异体角膜缘干细胞移植

缝合或黏合到巩膜上（↑）

（由辛辛那提眼科研究所 Clara Chan 和 Edward J. Holland 博士提供）

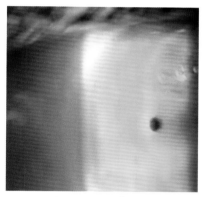

图 227　角膜异物

（由艾奥瓦大学提供，Eyerounds.org）

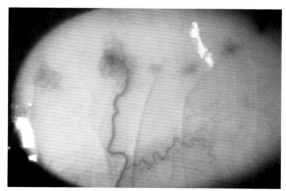

图 228　阿克森费尔德环

（由艾奥瓦大学提供，Eyerounds.org）

局部上皮水肿（图 229）与溃疡不同，前者为半透明状，后者为不透明的，局部上皮水肿最常见的病因为复发性角膜糜烂，会形成小块的水肿，水肿部位位上皮层和鲍曼（氏）层（前弹力层）且连接不紧密，经常伴随着损伤，但也有可能是特发性的。如果细胞发生了脱落，患者在早晨醒来时常感觉到疼痛，且脱落部位常位于角膜中心下方。擦伤部位常用遮盖方法和抗生素治疗。水肿的上皮则白天使用 2% 高渗或 5% 氢化钠溶液（Muro 128）及晚上使用 5% 氯化钠眼膏（Muro 128 软膏）进行治疗。如果经上述治疗后仍然有细胞脱落，则用细针穿刺基质层（基质穿刺）以增加细胞的粘连性。

浅层点状角膜炎（SPK）（图 230、图 234）也会发生上皮水肿，荧光素染色后表现为点状模糊区（图 231）。患者有灼烧感、疼痛及结膜发红等症状，常与干眼症伴随出现。在贝尔麻痹时眼睑不能闭合（图 105、图 106）、兔眼（图 233）及因局部释放有毒分泌物导致下眼睑睑缘炎时可导致下方角膜水肿。接受 LASIK 手术之后或是糖尿病患者（神经营养性角膜炎）角膜感觉降低后可引起干眼症及上皮水肿。

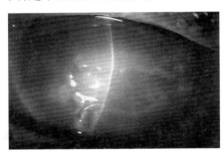

图 229　复发性角膜糜烂伴局部上皮水肿

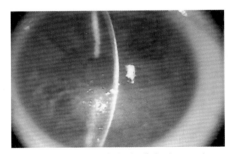

图 230　浅层点状角膜炎（SPK）

浅层点状角膜炎（畏光常见的病因）	
致伤因素	**干燥因素**
角膜接触镜	泪膜产生减少引起的干眼症
紫外线	
雪盲	蒸发增强引起干眼症的病因：
眼药水反应	1. 眼睑整容术过度治疗后无法闭合眼睑；
化学损伤	2. 面神经麻痹（贝尔麻痹）；
眼睑炎	3. 甲状腺眼突
倒睫（图 234）	
揉眼睛	

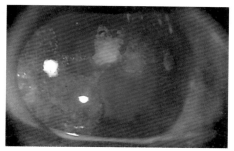

图 231　浅层点状角膜炎（SPK）荧光
素染色

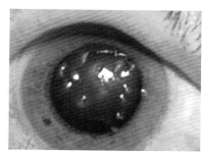

图 232　丝状角膜炎
（由艾奥瓦大学提供，Eyerounds.org）

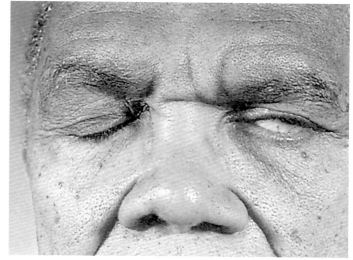

图 233　兔眼症是指眼睑不能完全闭合

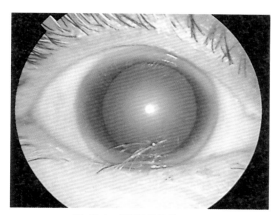

图 234　倒睫引起的 SPK

丝状角膜炎是一种刺激性的、光敏化后角膜上皮变性过度生长的疾病，其细胞形态表现为多样性，最常见的病因为年龄、干眼症及创伤，可以用Nd∶YAG激光治疗（图232），但是会复发，最主要的治疗方法就是治疗其病因。

角膜血管化是角膜受损后的反应，最常见的就是由于佩戴不合适的角膜接触镜导致浅层血管发生反应（图235），同样，因溃疡、裂伤及化学物质引起的损伤部位也会有角膜血管化。

由化学物质引起的角膜损伤尤其是碱，会立刻穿透角膜全层，留下永久的伤疤（图236、图237），而酸烧伤通常不会穿透整个角膜层，也不会留下伤疤。处方：所有的化学损伤都应当立即用大量清水冲洗。

病毒性角（膜）结膜炎（图238）是一种常见的角膜疾病，其主要的致病因素之一——腺病毒，是引起普通感冒的主要病因，因此，病毒性角（膜）结膜炎具有很强的传染性。持续3周以上的严重的结膜炎可表现为畏光、发热、感冒症状以及淋巴结肿大。更严重的还有角膜炎，角膜炎可持续数月，甚至有些能持续数年，得了角膜炎不会留下伤疤，但是，直到完全恢复为止都不

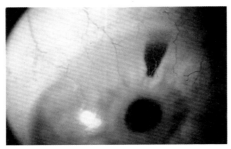

图235　浅层血管的形成，其病因常为佩戴不合适的角膜接触镜
（由 Michael Kelly 提供）

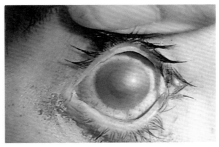

图236　误滴氢氧化钠几分钟内受到的损伤

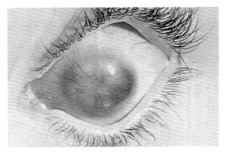

图237　误滴氢氧化钠几个月后受到的损伤

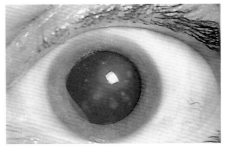

图238　病毒性角膜结膜炎伴典型的白色、点状的上皮下浸润

能使用角膜接触镜，在诊治完角膜炎的患者之后，应当认真清洗双手、设备、椅子，尤其是门把手。稀释聚乙烯吡咯酮碘能抑制泪液中病毒的生长，但是不能抑制细胞内病毒的复制。局部用类固醇能够缓解症状，但是会延长病程。

在面部感染的病因中，1型单纯疱疹病毒（HSV-1）十分常见，在眼部和眼睑周围更常见。在人群中，4岁儿童的血清阳性率为25%，60岁则高达100%。如果病变累及了角膜上皮（图239、图240），则称为树枝状角膜病变，外形似树状分枝，用荧光素染色后更加明显，有时也可表现为弥漫性点状或圆形病灶。角膜炎患者主诉为眼内异物感、结膜炎及有口唇及鼻部灼热的病史，感染疱疹之后，通常会使角膜知觉减退。用无菌棉签轻轻触碰眼睛来比较双侧眼睛感觉，应当先检查未感染的眼睛。发病时，眼睑皮肤上可以看到小泡（图241），在3周内形成硬皮之后，小泡就会消失。一旦确诊角膜炎就应当

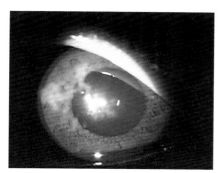

图239　单纯疱疹性角膜炎伴树状分枝病变

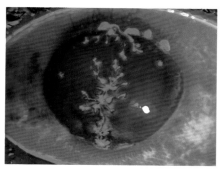

图240　单纯疱疹伴荧光素染色大树突
（由加拿大多伦多玛格丽特公主医院的
Allan Connor 提供）

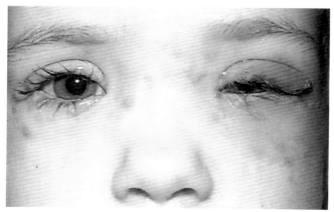

图241　疱疹性皮炎

尽快治疗，否则会导致角膜浑浊，甚至失明。一旦病变到达角膜基质，病情进一步发展形成慢性角膜炎或虹膜炎，则必须严格地局部使用类固醇激素。该病复发率较高。处方：传统疗法，每2小时使用1%通用的脱氧尿苷（三氟胸苷），目前新提出的治疗方法是每三个小时使用硫酸阿巴卡韦凝胶和0.15%更昔洛韦，这种处方的毒性相对较小。如果产生了耐药，可以使用阿昔洛韦500mg；口服；2次/每日，5日。

必须向患者解释此类眼病与通过性接触传播、导致性病的HSV-2病毒相关性很小，以免使患者产生焦虑。

角膜溃疡最常见的病因为细菌感染，病毒和真菌感染也会导致角膜溃疡，但是比较少见。其主要临床表现为结膜炎及在角膜可看到由炎性细胞形成的小斑块。超过50%的角膜溃疡是由佩戴角膜接触镜导致的，尤其是在睡觉时佩戴角膜接触镜。除此之外，其病因还包括角膜擦伤、结膜炎及睑缘炎。由于几乎所有的角膜溃疡都会留下伤疤，尤其是假单胞菌（属）感染时，会在1天内穿透角膜（图244），因此，一旦发现角膜溃疡，应当即刻进行积极治疗。治疗方法包括：1个以上的抗生素滴剂和软膏（见第4章表常见的局部抗感染药物），根据病情的严重程度和溃疡深度调节用药次数及剂量。

由于感染或葡萄球菌毒素性慢性睑缘炎发生免疫反应导致的边缘溃疡也最常见（图242），其处方为：每小时局部使用广谱抗生素。如果确定其病因不是疱疹病毒时，则使用类固醇激素。治疗睑缘炎主要方法为应用眼睑洗涤液、热敷及按摩睑缘。

角膜中央区溃疡（图243）提示病情十分严重，常常需要做细菌培养。治疗上每15分钟联用多种局部的广谱抗生素。但是此类感染很少累及眼球内部（图243），如累及眼球内部，则在前房可看到白细胞，称为前房积脓。对于此类患者，尤其是在累及玻璃体的情况下，更需要做细菌培养。

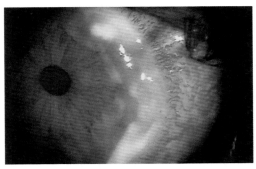

图 242　边缘性角膜溃疡

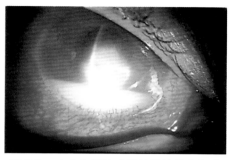

图243　中央角膜溃疡伴继发性前房积液

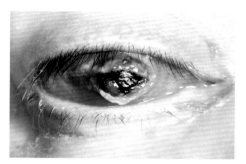

图244　穿透性角膜溃疡

角膜内皮疾病

单层的内皮细胞覆盖在最深层角膜处，从基质泵出房水以维持角膜透明度。正常人的内皮细胞数量约为2800/mm^2，是不可再生的。如果内皮细胞的含量下降到500/mm^{2}以下，或是细胞发生了损伤，则会出现角膜水肿及视物模糊和自感不适（图245～图247）。内皮细胞受损后导致角膜水肿的最常见病因是白内障手术，这类患者中，内皮细胞受到的损伤可为机械性损伤、化学性损伤以及晶状体植入物的排斥反应。白内障手术的并发症也是角膜移植手术最常见的病因。超高眼压（超过35mmHg；图342）、虹膜炎及富克斯营养不良的角膜先天性缺陷等也是损伤角膜内皮细胞的原因。急性开角性青光眼的超高眼压，通常超过40mmHg（图335、图336）时会短暂性地损伤内皮

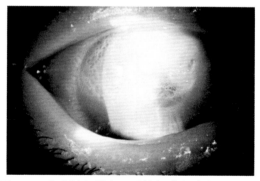

图245　大疱性角膜炎严重的角膜水肿伴上皮囊肿

可能导致视力下降，通常其不适感强烈，引起侵袭性角膜疼痛

（由Kenneth R. Kenyon博士及Arch. Ophthalmol., Mar. 1976, Vol. 94, 494-495提供。美国医学学会1976年版权所有）

细胞，并导致角膜水肿伴虹视等典型的症状。常用于治疗帕金森病的盐酸金刚烷胺制剂（金刚烷胺），也可以通过降低内皮细胞的数量而引起角膜水肿。眼压过低，低于 5mmHg 时也可以引起角膜浑浊（图 248、图 324）。

富克斯营养不良是遗传性角膜后弹力层病变（图 249），可导致内皮细胞发生脱落，通常为双侧的，在后弹力层处看到小的、圆形的、斑点样的点滴状增厚时即可确诊，通常位于角膜中央区。该病可导致角膜水肿，最终需要角膜移植手术。

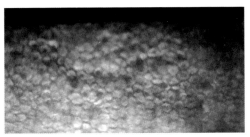

图 246　白内障手术之前非接触性角膜内皮显微镜正常内皮细胞计数：2800 细胞 /mm²

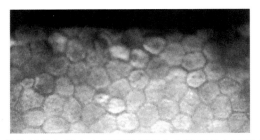

图 247　非接触性角膜内皮显微镜观察白内障手术之后的内皮细胞

手术损伤角膜内皮细胞，并引起角膜水肿，细胞计数结果为 680/mm²，损伤后的细胞无法再生，只能通过增大细胞体积进行填充，增大的细胞在失去原有细胞形态的同时失去了泵出液体的能力

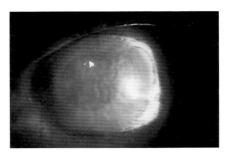

图 248　角膜水肿性褶皱——称为条纹——通常是由眼压过低导致的，与囊肿的效果比较相似，而非完全爆裂

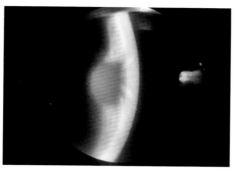

图 249 角膜内皮营养不良症伴角膜水肿导致中央角膜云雾状浑浊
（由 Hank Perry 博士提供）

角膜移植（角膜成形术）

角膜移植是最成功的器官移植手术之一，术后 1 年成功率超过 90%，10 年后超过 80%。2014 年，在美国利用眼库提供的供体角膜完成了 46500 例手术。穿透性角膜移植（图 250、图 251）常用于更换疤痕的、不透明的基质。其缺点在于穿透性角膜移植要求对眼球进行广泛缝合，并在眼部保留超过 1 年，因此，患者恢复视力需要花费很长时间，同时术后残留散光。因此，提出了一项新的手术方式——后弹力层角膜内皮移植（DESK）（图 252～图 256），当基质无瘢痕或者发生了基质疾病如圆锥角膜时，是首选的治疗手段。

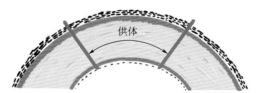

图 250 穿透性角膜移植图示（穿透性角膜成形术）

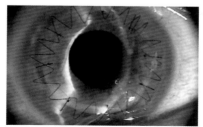

图 251 穿透性角膜移植（穿透性角膜成形术）

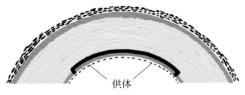
供体

图 252　DSEK
移除受损的内皮细胞和后弹力层；供体植片通过切口旋转植入，注入气泡使植片展开贴合角膜，内皮细胞的泵作用使移植物在没有缝合的情况下也能在眼球内贴合

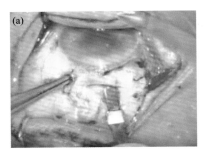
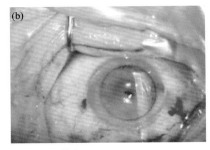

图 253　置换内皮细胞和后弹力层
（a）剥离直径为 8.0mm 的病变的内皮细胞和后弹力层；（b）置入折叠的供体移植物（由 Studeny Pavel, Farkis A. 等；Br. J. Ophthalmol. 2010, Vol. 94, No7 提供；BMJ 出版集团授权转载）

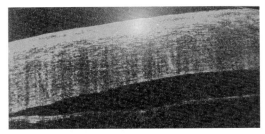

图 254　OCT 示脱离的内皮移植片
（由 Amar Agarwal 博士提供）

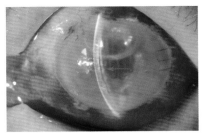

图 255　移植术后 3d DSEK 植片分离（↑），通过注入气泡进行黏合
（由威尔斯眼科医院 Christophe Rapuano 博士提供）

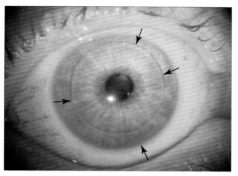

图 256　成功的 DSEK 手术，植入物（↑）

（由 Henry Perry 提供）

DESK 通过一个小的切口置换内皮细胞、后弹力层以及基质层的一部分。第三种角膜移植类型称为深板层角膜移植（DALK），每年完成率较少，大约为 1000 例，基质浑浊且内皮细胞未受累及的患者才能做 DALK（图 257～图 261）。在 DALK 中，仅仅置换浅层角膜，留下大量的后基质、内皮细胞和后弹力层，因此，这一手术方法的优点就是可以在治疗浅层角膜浑浊的同时保留患者的内皮细胞层，从而可以避免发生因受体对供体内皮细胞发生免疫排斥反应而导致手术失败。

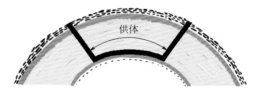

图 257　DALK 手术移植至后弹力层前基质，剩下 10μm 角膜易因并发症受损

引起并发症的患者中 20% 则改用穿透性角膜移植

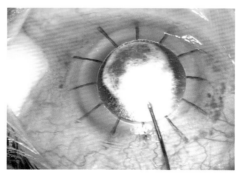

图 258　DALK：第 1 步是往角膜基质注射空气，开始将后弹力层与基质层分离

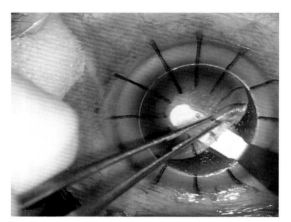

图 259 DALK：第 2 步是用新月形刀片完全分离基质

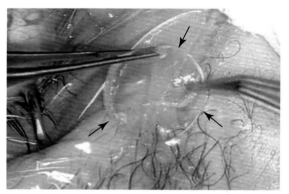

图 260 DALK：第 3 步是从供体角膜摘除后弹力层（↑）

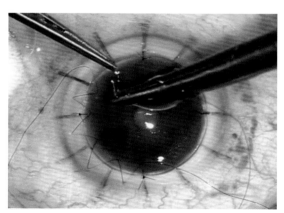

图 261 DALK：第 4 步就是将供体植片缝合到受体植床

［来源：D. C. Y. Han 等。Am. J. Ophthalmol. 2009, Vol. 148(5), 744-751. 爱思维尔许可后转载］

人类角膜移植通常会因为供体免疫排斥反应及患者干眼症、化学烧伤导致的血管化角膜等受体表面环境恶劣等原因导致角膜移植手术失败（图236、图237）。维持角膜中心部位的透明度的最终方法就是利用位于中心的塑料透镜植入角膜移植物。在2007年完成了639例波士顿型移植物植入术（图262、图263）。移植物后膜和青光眼是波士顿型移植物植入术最常见的并发症。

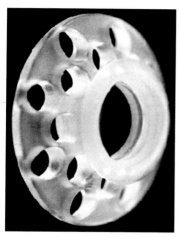

图262　波士顿人工角膜

由PMMA塑料制成的袖扣样装置作为载体放入角膜移植片中，可以对移植物的缝合起到固定作用

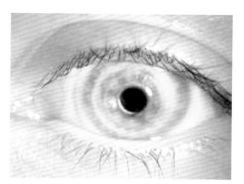

图263　图示23岁的先天性内皮营养不良的患者，该患者在经历了4次标准的角膜移植后没能治愈，5年前，进行了波士顿人工角膜植入术，手术后其左、右视力为20/30、眼压正常

（由Claes Dohlman博士提供）

圆锥角膜（图264～图266）是指双侧角膜中央变薄及膨出（膨胀）形成圆锥状，伴有伤疤，为角膜基质胶原蛋白减少所致。在圆锥的基底部周围可见橙色含铁的上皮沉积物，称为弗来舍尔（氏）环。好发年龄为10～30岁，女性发病率较高于男性，常见于易过敏的人群。揉眼睛可能会导致或加重病情，因此，应当制止擦揉眼睛的动作。一旦确诊为圆锥角膜，应当立即使用局部的抗过敏药及润滑剂以减少因眼部不适而揉眼睛动作。

圆锥角膜导致的不规则散光很难通过镜片矫正，需要佩戴软性或透气性良好的角膜接触镜以提高患者的视觉质量。

如果角膜持续膨出，则可用角膜内环使其变平（图68），或者用交联的方法，通过化学强化基质胶原蛋白使其变平。治疗过程中，用UVA光线照射眼睛30min时，需要滴入0.1%核黄素滴眼液，病情逐渐进展时才会使用这种方法。而严重的圆锥角膜则需要通过穿透性角膜移植治疗，在美国，该病手术占角膜移植的20%。

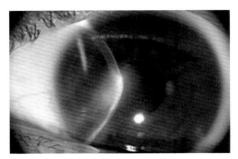

图 264　圆锥角膜伴圆锥顶部有疤痕

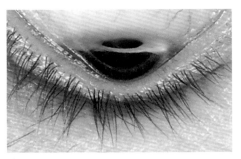

图 265　蒙森氏征

圆锥角膜患者下视时下睑缘锥形突出

（由 Michael P. Kelly 提供）

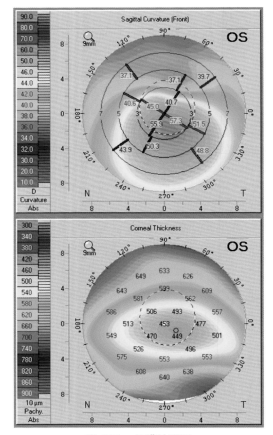

图 266　角膜地形图

薄、较陡、位于角膜顶端偏心位置有 57.3D 屈光力，但厚度只有 449μm。正常角膜中央屈光力为 43D，厚度为 545μm，圆锥角膜的另一诊断要点为角膜后表面比前表面更陡（圆锥形）

（由 Richard Witlin 博士提供）

唐氏综合征在刚出生婴儿中的发病率为 1/800，也称为 21 号染色体三体综合征，具有智力发育迟缓、身材矮小、通关手（断掌）等特点，其圆锥角膜、斜视、白内障及屈光不正的发病率也明显高于正常人（图 267）。

　　局部或全身长期暴露于含银的环境就会导致银质沉着病（图 268）。在 20世纪上半叶，2% 硝酸银眼滴剂作为抗感染药物广泛运用到临床中，是新生儿抗感染治疗的主要方法。但是在 1881 年，Carl Crede 发现每 300 个婴儿中至少有一例新生儿眼炎致盲，如今，在产房已用红霉素软膏替代了硝酸银滴眼液。

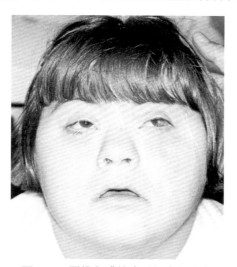

图 267　圆锥角膜伴唐氏综合征患者

后弹力层撕裂导致角膜水肿，同时该患者有其他的典型特征：面部扁平、小鼻子、低鼻梁、眼距狭窄、睑裂向上倾斜

（由 Kenneth R. Kenyon 博士提供，Arch. Ophthalmol. Mar. 1976, Vol. 94, 494-495，美国医学学会，1976 年版权所有）

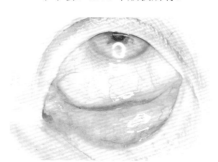

图 268　银质沉着病

结膜、角膜及眼睑处有银沉积，在过去，硝酸银滴眼液作为预防性抗菌药物用于新生儿
（由 Elliott Davidoff 博士提供）

威尔逊（氏）病综合征（肝豆状核变性）是指肝脏及大脑内铜质过度沉积，是一种罕见的常染色体显性遗传的疾病，常在 40 岁之前发病，血浆载铜蛋白——血清铜蓝蛋白——含量变少，其特异性的病变特征为铜质沉积导致的角膜后弹力层、角膜缘相邻处的褐色或灰绿色的 K-F 环（图 269）。

皮样囊肿（图 270）是一种良性的先天性肿瘤，也可在青春期出现，常可见突出的毛发，在角膜缘或眼眶内最常见。当影响到视力、容貌或感到不适时需要切除治疗。

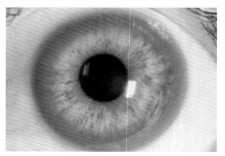

图 269　后弹力层处铜沉积引起边缘橘红色环（角膜色素环 K-F 环）是肝豆状核变性的特异性表现

可与附录 1 中图 550 中的角膜环相比（由巴西圣保罗保利斯塔医学院的 Denise de Freitas 博士提供）

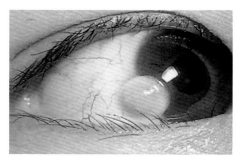

图 270　角膜皮样囊肿

结膜

结膜就是一种黏膜，球结膜覆盖巩膜并止于角膜边缘，睑结膜覆盖眼睑（图 271）。结膜内有液体称为结膜水肿（图 272），常由变态反应引起，也可见于感染性结膜炎、毒性弥漫性甲状腺肿及较罕见的眼眶静脉瘀血。

检查上眼睑的内表面，首先要提醒患者，然后如下翻开眼睑：

1. 让患者睁开眼睛向下注视。

2. 用手捏住上眼睑睫毛的根部。

3. 在上下推动上眼睑板边缘时向外向上拉起眼睑（在检查过程中患者应当保持向下注视）。

4. 将眼睑恢复到正常位置，让患者恢复正常眼位。

翼状胬肉（图 273 ～图 275）是指血管化的结膜呈三角形生长，累及鼻侧的角膜。导致翼状胬肉的病因有风和紫外线，可因影响容貌、自感不适或影响视力而切除。据报道，其复发率可高达 30% ～ 40%，但是用自体移植物代替切除的结膜后，其复发率可明显下降到 2%（图 273 ～图 275）。

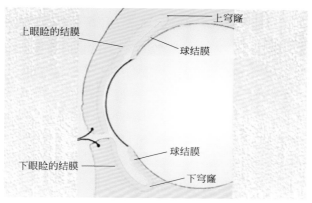

图 271　球结膜和睑结膜

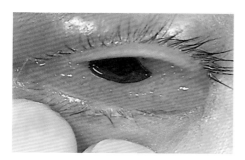

图 272　结膜水肿

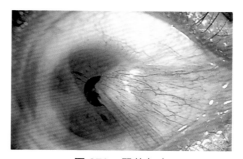

图 273　翼状胬肉

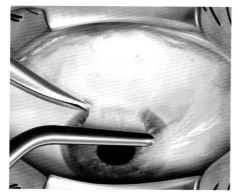

图 274　从上球结膜的自体结膜移植切除术

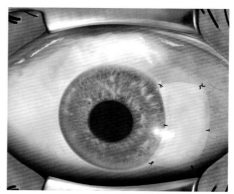

图 275　自体移植通常是在去除翼状胬肉后缝合到鼻侧的球结膜（很少粘连）

睑裂斑（图 276、图 277）是一种常见的、浅黄色的良性病变，在结膜 180°都可发生，但常见于鼻侧，其次为颞侧。睑裂斑由胶原蛋白和弹性组织组成，偶尔也会变色，尤其是伴有变态反应时会变成红色。通常不需要切除，但是如果睑裂斑导致慢性炎症、干扰佩戴角膜接触镜或是影响容貌时考虑切除治疗。

结膜下出血（图 278）有可能是自发的，其常见原因包括在发生咳嗽、打喷嚏、便秘、起床的同时做揉眼、瓦尔萨尔瓦动作（堵鼻鼓气）等。血压升高和使用抗凝剂可能会增加其发病率。

淋巴管扩张症是指结膜淋巴管发生肿胀，在球结膜处更加明显（图 279），起病时通常没有明显的原因，当出现症状时，需要烧灼或切除治疗。

结膜结石发病率很高，是位于睑结膜表面下的浓缩变性的沉着物，通常为双侧发病、形态较小的良性、硬性、黄白色病变（图 280）。一般没有任何症状，但是当病变侵蚀上覆结膜时可出现异物感。此类病变可以在裂隙灯下进行表面麻醉，用无菌针进行剔除。

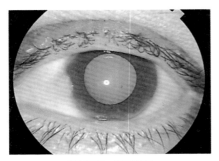

图 276　睑裂斑

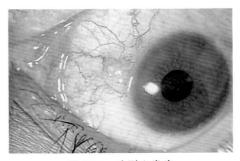

图 277　睑裂斑发炎

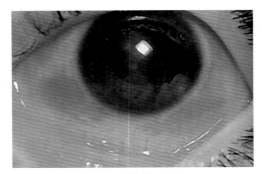

图 278　结膜下出血

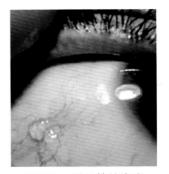

图 279　淋巴管扩张症
（由艾奥瓦大学提供；Eyerounds.org）

结膜疣（乳头状瘤）是一种良性的赘生物，常在感染人乳头瘤病毒后发病（图281）。睑球粘连（图10、图283）是指眼球和睑结膜发生粘连。挛缩可以导致睑内翻及倒睫，其最常见的病因包括化学烧伤、沙眼、病毒性结膜炎及以下两种以起泡为主要症状的免疫原性的皮肤黏膜疾病。

1. 史蒂文斯-约翰逊综合征是一种急性、对外源物质的免疫反应，通常是对药物发生免疫反应（图10），此类疾病可影响皮肤且（或）眼睛，而且可能危及生命。

2. 大疱性类天疱疮（图282）是一种包括皮肤和结膜的自身免疫性疾病，此类疾病可持续好几年，不像史蒂文斯-约翰逊综合征，它并不会危及生命。确诊需要做组织活检。"Pemphix"是水疱的拉丁语。

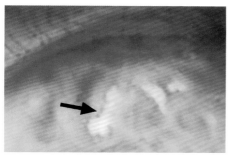

图280　结膜结石

（由艾奥瓦大学提供；Eyerounds.org）

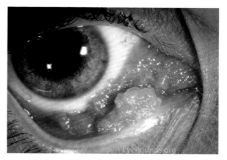

图281　结膜赘肉（疣）伴典型的菜花状形态

（由艾奥瓦大学提供；Eyerounds.org）

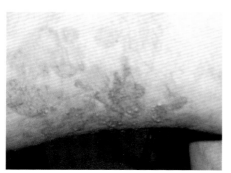

图282　大疱性类天疱疮引起结膜炎、瘙痒、皮肤红色水泡

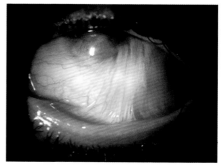

图283　睑球粘连

球结膜粘连到睑结膜应用玻璃棒或湿棉签分离以预防形成永久性疤痕

（来源由 Kheirkhah 提供，Am. J. Ophthalmol., 2008, Vol. 146, 271. 获得爱思唯尔许可后转载）

结膜炎可引起眼睛发红及异物感，其最常见的病因包括眼睛疲劳、有污染物、吹风、粉尘、过敏反应及感染（图284），如果出现疼痛，往往提示病变累及角膜及眼内组织。增生肥大的睑结膜上皮伴新生血管长入称为乳头状突起（图285），是眼睛发炎之后常见的反应，其中，比较罕见的有巨乳头状结膜炎和春季卡他性结膜炎。

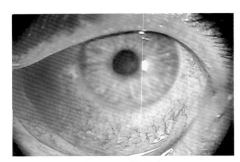

图284　结膜炎

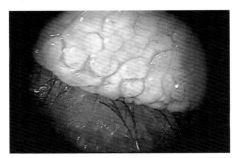

图285　睑结膜的乳头状突起

巨乳头状结膜炎（GPC）是不能佩戴软性隐形眼镜最常见的原因，巨乳头主要在眼睑下生长，是一种免疫反应，通常是对镜片上的黏液、碎屑发生反应，且在易过敏的人群中比较常见。处方：更换角膜接触镜，增加更换角膜接触镜的频率，也就是说每两周甚至每天更换角膜接触镜，减少角膜接触镜佩戴的时间，保持镜片清洁，必要时停止佩戴角膜接触镜。

春季卡他性结膜炎是一种过敏性疾病，在此类病变中，巨大的乳头位于上眼睑下，可导致角膜擦伤。常在10岁前发病，并可持续数年。巨乳头状结膜炎和春季卡他性结膜炎都用局部的肥大细胞抑制剂治疗，如4%色甘酸钠溶液，有时也用类固醇滴眼液治疗。

结膜的淋巴细胞反应引起的半透明隆起的结膜改变称为滤泡（图286），是结膜发炎导致的反应，尤其是病毒、衣原体及药物导致的发炎。

1. 沙眼是一种沙眼衣原体感染导致的十分严重的角结膜炎，在全球其患病人数高达1.46亿，除美国外，已有六百万人因沙眼导致眼盲。起病初，在上眼睑结膜处可看到乳头或滤泡。结膜挛缩可导致睑内翻，从而导致倒睫。角膜炎症可导致角膜缘的血管化（角膜血管翳），严重的可导致角膜瘢痕及失明（图287），处方：单剂量的阿奇霉素，20mg/kg。

2. 成人包涵体结膜炎是一种滤泡性结膜炎（图286），有时会同时伴有角膜炎。成人包涵体结膜炎也是由沙眼衣原体引起的，与引起沙眼的沙眼衣原体是不同血清型的衣原体，此类微生物是最容易通过性接触传播的病原体，是美国疾病控制与预防中心法定的传染性疾病。据报道，在 2014 年，其发病率明显上升，高达 1441789 例。同时，在 2014 年，梅毒和淋病的发病率也明显上升，其报道量仅次于包涵体结膜炎。在美国，新生儿出生时会常规使用红霉素软膏，新生儿依旧会在经产道生产的过程中感染结膜炎。确诊主要依靠妇科医师涂片或培养病原菌。处方：口服西环素、四环素或阿奇红霉素及使用红霉素眼膏。性伴侣也需要同时治疗。

　　细菌性结膜炎会有黄白色分泌物，其最常见的病原体为金黄色葡萄球菌、肺炎链球菌和流感嗜血杆菌。在治疗上，往往不需要培养病原菌（图 288、图 289），可以直接使用比较常见的抗生素滴眼液（见表"常见的局部抗感染药物"）。药膏会导致视物模糊，因此，在入睡之前使用效果最好。大多数新生儿出生时会在其眼部使用红霉素软膏，以预防经产道感染衣原体及其他病原体导致的结膜炎。一旦有慢性复发性的结膜炎、睑腺炎及睑板腺囊肿，都应当怀疑是否感染睑缘炎。

　　半数结膜炎是由病毒引起的，此时，会有类似"感冒症状"的水样分泌物及耳前淋巴结肿大。在治疗上，由于很难排除细菌感染，且病原菌的培养也可能呈阴性，因此，通常会先使用抗生素进行治疗。抗生素和类固醇激素

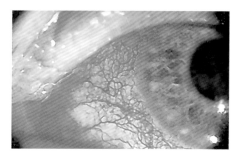

图 286　睑结膜滤泡

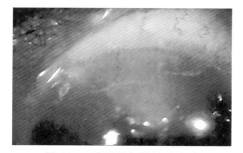

图 287　沙眼引起的结膜炎症

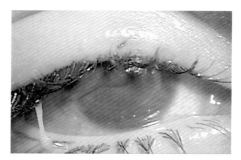

图 288　感染性结膜炎

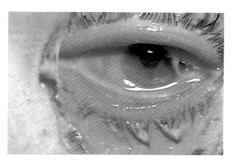

图 289　睑结膜炎

联合应用固然会缓解症状，但是可加重非典型单纯疱疹病毒的感染。

过敏性结膜炎可有间歇性瘙痒、少量结膜充血、黏液分泌物、结膜水肿、眼睑浮肿等表现，治疗时首先要尽量避免接触已知的刺激物、避免化妆，进行冷敷。当需要使用滴眼剂时，建议先用非处方药，再使用处方药，因为，非处方药不仅较处方药实惠，而且同样会有很好的治疗效果。非处方药费用：减充血药 7 美元；减充血剂 / 抗组胺药 8 美元；抗组胺药 / 肥大细胞稳定剂 13 美元。处方滴剂：40 ～ 100 美元不等。

抗组胺药 / 血管收缩剂复合物（马来酸非尼拉敏 / 萘甲唑啉）通常会减轻眼部不适与发红症状，确实能做到在市场上所言的"让红色离开我们"。但是，减充血药如萘甲唑啉和四氢唑啉等，停止使用后充血症状又会复发。这些药物也能起到散瞳作用，但很少会引起闭角型青光眼发作。应当嘱咐患者出现眼痛、视物模糊或是眼睛发红症状加重时，及时就诊接受治疗。0.025% 酮替芬（Zaditor 或 Alaway）是一种稳定肥大细胞、防止组胺释放的非处方药，而且其副作用也很小，因此，患者可以长期使用，建议每天用 2 次。在使用抗组胺药、减充血剂及肥大细胞稳定剂之后，还可以尝试使用非甾体类抗炎药，可以减少前列腺素的释放。通用的 5% 酮咯酸（5% 安贺拉）滴眼剂的用药方法为每日 4 次，需要时可长期使用。不能将酮咯酸（非甾体类抗炎药）与酮替芬（肥大细胞稳定剂）相混淆。如果症状持续存在，则可加用类固醇激素，如通用的 FML（0.1% 氟米龙）溶液或软膏，0.2% 氯替泼诺（0.2% 氯替泼诺混悬液）是一种相对安全的激素替代药物。

当开始使用类固醇激素后，由于激素可以增加眼压且引起单纯疱疹病毒的感染，因此，建议眼科医师要密切随诊。

病情严重时增加口服抗组胺药，更加严重及慢性的患者注射"过敏疫苗"（免疫疗法）。在做完皮肤敏感性试验之后，过敏反应专科医师应在 3 ～ 5 年期间注射少量的过敏原。

结膜痣（图 290）褐色的比较常见。结膜痣恶变形成黑色素瘤的比较少见，当出现卫星病灶、快速增长、隆起或发炎时（图 291）往往提示发生恶变。大约 75% 的恶变患者原先就有良性的色素性病变。

眼球色素沉着是指眼球部位色素过度沉着，包括虹膜、脉络膜及小梁网，后者可能会导致青光眼。巩膜外层或巩膜会出现蓝灰色（图 292），当病变累及皮肤后，称为眼皮肤黑素细胞增多症（眼颧部褐蓝痣），此类病变与黑色素瘤密切相关，应当密切关注病情变化。

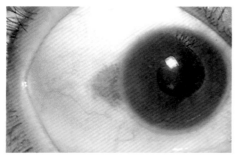

图 290　结膜色素痣

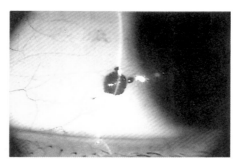

图 291　结膜恶性黑色素瘤

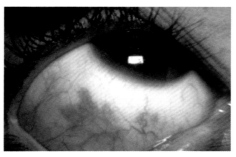

图 292　黑色素沉着病

（由艾奥瓦大学提供；Eyeround.org）

结膜炎			
	病毒	细菌	过敏反应
起病	急性	急性	周期性
相关并发症	常见喉炎、鼻炎、发热	常无并发症	过敏史；鼻腔或鼻窦阻塞；皮炎
排出物	水样、稀薄	黏稠、黄色	黏液
耳前淋巴结	常见	罕见	无

巩膜

巩膜是白色、纤维性的眼球外部的保护层，是角膜的延续，巩膜外层是血管化的薄层组织，覆盖整个巩膜。

巩膜外层炎具有局限性、隆起、敏感度较强等特点，但是在一般情况下，巩膜外层不会出现疼痛、发炎等症状（图293），一旦出现疼痛等症状，通常会持续数周，局部的类固醇激素可以抑制发痒等不适症状。在一般情况下，此类疾病是由非特性免疫反应导致的，但是，有时在尿酸盐沉积病、梅毒、类风湿性关节炎及胃肠道疾病中也能见到巩膜外层疼痛、发炎等症状，但是比较少见。

巩膜炎是指巩膜发生炎症反应，往往病情较严重，甚至可以导致失明。但是，与巩膜外层炎不同，巩膜炎通常会有疼痛感。25% 的巩膜炎患者与全身免疫或感染性疾病，如系统性红斑狼疮、类风湿性关节炎、莱姆病、肺结核、梅毒等相关。而结膜深层可视血管的扩张往往与前巩膜炎相关（图294）。后巩膜炎会导致脉络膜积液，甚至视网膜脱离。治疗时需要全身使用糖皮质激素、抗代谢药物或者抗感染药物等。血液检查包括结节病的血管紧张素转化酶抑制剂（ACE）、狼疮的抗核抗体、韦格纳肉芽肿的 c- 抗中性粒细胞胞浆抗体（c-ANCA）、动脉炎的 p- 抗中性粒细胞胞浆抗体（p-ANCA）、梅毒的梅毒螺旋体抗体（FTA）—ABS 和性病研究所实验（VDRL）、莱姆病的 ELISA 免疫印迹、类风湿性关节炎的类风湿因子（RF）、非特异性全身炎症反应的 C 反应蛋白和血沉。

蓝色巩膜主要是由巩膜透明度增加，导致脉络膜色素显色引起的，在新生儿中出现蓝色巩膜是生理性的，但是在成骨不全的患者中出现蓝色巩膜则为病理性的（蓝色巩膜伴成骨不全），在类风湿性关节炎患者伴有巩膜炎时也会出现病理性蓝色巩膜（图295）。

巩膜葡萄肿是由蓝色葡萄膜组织局部脱垂到薄层的巩膜导致的，通常在类风湿性关节炎、病理性近视（超过 10D）及创伤（图296）患者中较常见。

黄疸患者因胆红素水平增高导致皮肤或巩膜颜色发黄（图297），其原因为巩膜中的弹性蛋白对胆红素的亲和力较高，因此，也是黄疸最早出现的症状。在成年人，总胆红素一般为 0.3 ～ 1.0mg/dL，新生儿为 1.0 ～ 12mg/dL。当成年人总胆红素含量超过 12mg/dL 时会出现黄疸症状，新生儿超过 12mg/dL 则会出现智力发育迟缓，这种现象称为核黄疸。

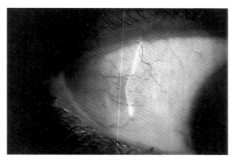

图 293　巩膜外层炎有 60% 的发生率

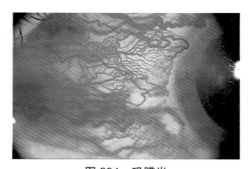

图 294　巩膜炎

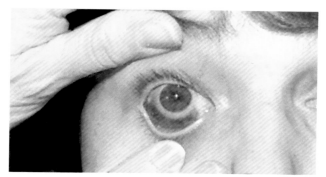

图 295　类风湿性关节炎引起巩膜变薄，可见其下的脉络膜

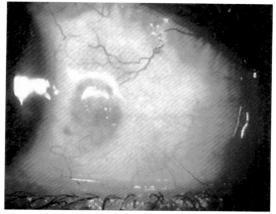

图 296　葡萄肿是指由于巩膜抵抗力减弱引起眼球壁向外膨出（膨胀）
其最常见的病因主要有病理性近视、外伤、眼内压增高或巩膜炎引起的炎性损伤

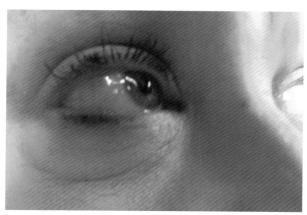

图 297　黄疸
胆红素升高引起皮肤、巩膜黄染

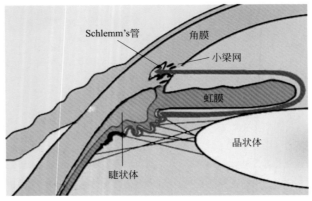

图 298 房水从睫状体流至 Schlemm's 管
（由瑞辉制药公司提供）

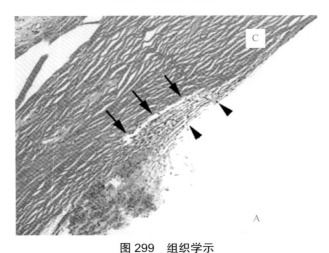

图 299 组织学示
Schlemm's 管（箭头）、小梁网（楔形符号）、房水（A）、角膜（C）

青光眼

　　青光眼是一种因眼压升高压迫血管影响神经的血液供应或神经节细胞的轴突运输中断而导致的视神经性疾病（图 310）。

　　房水循环主要维持眼内压的平衡，而房水由睫状体产生，经后房（虹膜后的空隙）通过瞳孔进入前房（图 298～图 300），然后经小梁网，通过巩膜静脉窦引流到巩膜外静脉，经巩膜外静脉从眼排出。

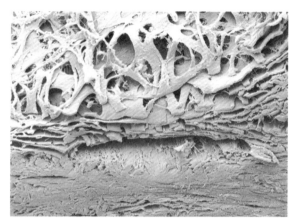

图 300　显微镜下的小梁网

青光眼和可疑性青光眼

正常的眼内压为 10 ～ 20mmHg，因为存在昼夜节律，应当选择一天内的不同时间段进行测量。无论什么情况，一旦眼内压超过 28mmHg，都应当进行积极治疗，当眼内压为 20 ～ 27mmHg，伴视力下降，且有青光眼家族史，视神经受损导致视盘、视杯苍白、OCT 检测和（或）GDx 扫描偏振测定示视神经纤维层变薄（图 314 ～图 317）时需要接受治疗。眼内压为 20 ～ 27mmHg，但是没有上述青光眼相关表现，则称为可疑性青光眼，需要比正常的人多做眼科检查，以监测视野及视神经的变化。青光眼患者一旦接受治疗，其眼内压一般控制在 20mmHg 以下，从而能预防视力下降，甚至失明。有些患者虽然眼内压控制得很好，最终都会影响视力。这些患者需要进一步降低眼内压，此类患者称为低眼压性青光眼或正常眼压性青光眼。在韩国和日本，这两种类型的青光眼在整个青光眼患者中占 90%，在全球，则占整个青光眼患者数量的 50%。

如下几类工具可通过轻压角膜间接测量眼内压力：

1. 戈德曼眼压计（图 301）是最准确的眼压测量计，测量时需要与裂隙灯联合应用，要求使用麻醉滴剂和荧光素染料。

2. 希厄茨眼压计和 Tono-Pen 眼压计是便携式眼压计（图 302），通过压迫已麻醉的角膜使其凹陷测量眼压，主要用于床旁检测。

3. 喷气式眼压计通过在眼球喷气测量眼压，由于这种试剂不需要眼滴剂、也不需要直接接触角膜。因此，受到技术人员的青睐。但是，比起上述眼压计，其患者主观感觉更不舒服，且测量的结果误差较大。

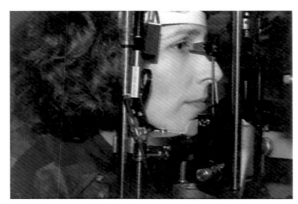

图 301　戈德曼眼压计

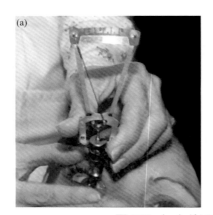
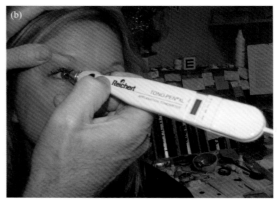

图 302　（a）希厄茨眼压计；（b）Tono-Pen 眼压计

在这三类不同的眼压测量仪中，眼压计所示的数值只能反映机器所测的眼内压力大小，角膜较厚的患者需要额外的压力才能使角膜凹陷，因此，其数值往往高于患者实际的眼内压力，而角膜较薄的患者刚好相反，其数值低于患者实际的眼内压力。为了更加准确地反映患者实际的眼内压力，临床上常用超声波测厚仪测量患者角膜的厚度，尤其对于可疑性青光眼患者而言，精确地测量眼内压力极其重要。超声波测厚仪测量患者角膜厚度之后，用角膜厚度换算系数调整眼压计所示的数值，上调较薄角膜的数值，下调较厚角膜的数值（图 303）。

前房角

眼房水经小梁网（图 299、图 304）进入巩膜静脉窦排到眼外，小梁网是位于前房角的黄褐色或黑褐色的条带，巩膜静脉窦是与巩膜和巩膜浅层静脉层相连的 360° 的环形结构。在正常情况下，前房角一般为 15° ~ 45°，可以通过裂隙灯粗测该角的大小（图 305、图 306），但是，前房角镜比裂隙灯测量更加精确（图 307、图 308）。开角型青光眼患者的小梁网和巩膜静脉窦是阻塞的，然而，闭角型青光眼患者则是虹膜与角膜之间间距过小，导致房水不能进入小梁网。前房角为 0 ~ 2 级时（图 309），具有可能发生完全关闭的风险；为 3 级或 4 级时，则完全没有关闭的可能。

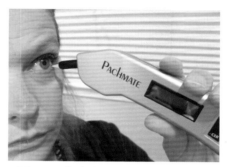

图 303　超声波测厚仪测量角膜厚度

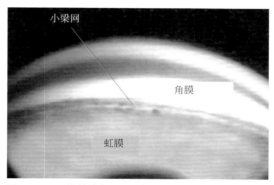

图 304　正常的小梁网：在前房角镜中可见 4 级角

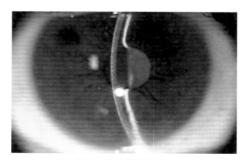

图 305　远视眼的窄房角

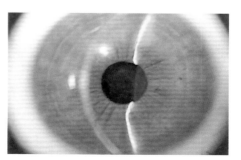

图 306　近视眼深前房伴宽开角

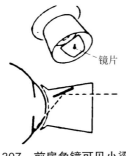

图 307　前房角镜可见小梁网

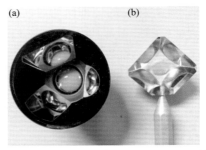

图 308　用（a）戈德曼和（b）Zeiss 前房角镜在裂隙灯下检查房角

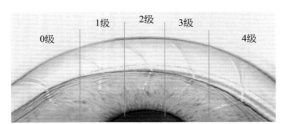

图 309　从 0 到 4 逐步扩大分级的房角
（由瑞辉制药公司提供）

视盘（视神经乳头）

视盘形似圆形，是神经节细胞的轴突穿出眼球的部位，神经节细胞的轴突穿出眼球后获得髓鞘形成视神经（图 310 ～图 313）。筛板则是眼球巩膜壁穿孔处的延续，是视网膜神经节细胞的轴突、视网膜中央动脉及静脉穿出眼球的通道（图 316），从而形成视杯的底部。在正常情况下，视杯通常小于视盘直径的 1/3，有时，视杯偏大也属于正常情况。

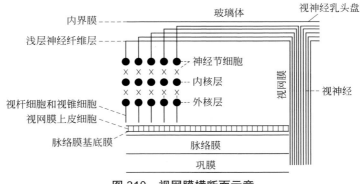

图 310　视网膜横断面示意

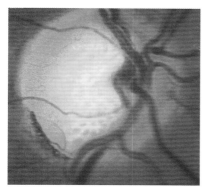

图 311　视盘底部为筛板
图示视神经和血管穿过
（由艾奥瓦大学提供；Eyeround.org）

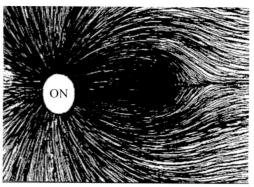

图 312　视网膜神经纤维层示意
［120 万神经节细胞轴突汇聚形成视神经
（ON）］

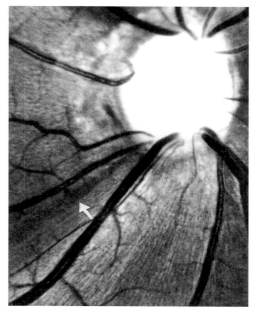

图 313　青光眼凹陷的视杯（白色箭头）
无条纹的黑色区域是纤维损失的特异性病征，从视盘向外扇形散开并进一步扩大（由
Michael P. Kelly 提供）

视神经纤维损伤的表现（图 312 ～图 317）

神经受到压迫导致损伤：

1. 视杯／视盘比增加（图 314）。

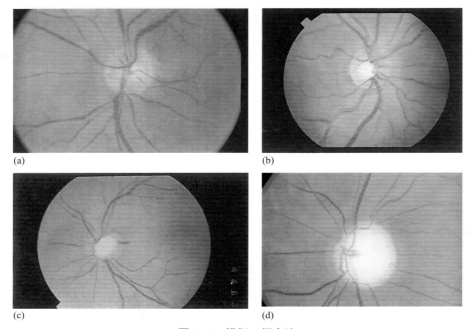

图 314　视杯／视盘比

（a）C/D=0.25；（b）C/D=0.40；（c）C/D=0.70 伴出血；（d）C/D=0.90

2. 视杯下凹更加明显，且双眼不对称。

3. 血管向鼻侧移位。

4. 视盘边缘毛细血管消失，变成苍白色伴罕见的火焰状出血。

5. 视网膜神经纤维层弥漫性损失。

视盘的病变可以通过精确的图像、摄片、OCT、GDx 检测进行明确（图 315 ～图 317）。

测量视网膜神经纤维层厚度时通常用 OCT、GDx 选取视盘（很少选择黄斑附近）周围进行测量，这一结果对于未出现失明的早期青光眼患者具有重要的诊断意义，测量患者的视网膜神经纤维层厚度时，会发现每次测量值都会下降 5μm（血红细胞直径为 7μm）。

青光眼视野缺损的特征性表现（图 318）

1. 弓形暗点（早期青光眼的盲点）从盲点向鼻侧弧形延伸。

2. 视野缺陷到达生理盲点。

3. 中心视力丧失之前发生视野缺损。

4. 视野鼻侧的梯阶样缺失是指鼻侧周围上下部位视野缺损。

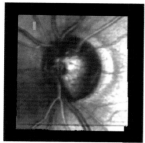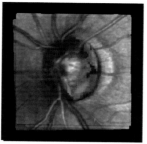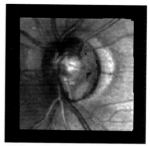

Follow-Up: #3, Nov/30/1995   Follow-Up: #6, May/9/1997   Follow-Up: #9, Nov/24/1998

图 315 扫描式激光视盘断层扫描（OCT）

红色表示 3 年内逐渐形成的视杯凹陷

（由海德堡工程公司提供）

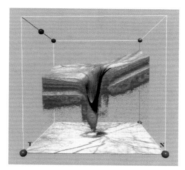

图 316 用高速 / 超高分辨率的三维 OCT 创建视神经杯的多个横断面图像

（由威尔斯眼科医院 OCT-C Elizabeth Affel 提供）

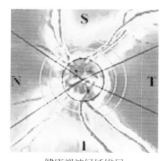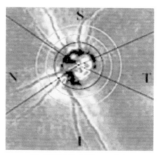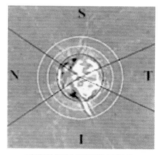

健康视神经纤维层   轻度视神经纤维层缺失   重度的视神经纤维层缺失

Thickness Map Legend (microns)

0 20 40 60 80 100 120 140 160 180 200

图 317 颜色编码的 GDx 偏振激光扫描仪示

应注意在正常情况下，视神经纤维层的下方最后，其次为上方、鼻侧及颞侧；可以用缩写的字母 ISN'T 表示

（由卡尔蔡司公司提供）

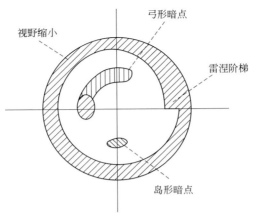

图 318　青光眼视野缺损

在发病初，发生视力受损之前，就要根据眼内压力、视神经变化、神经纤维层的厚度、家族史对开角型青光眼进行诊断和治疗，如果等到发生视力受损才进行治疗，则 20% 的神经纤维层已经受到损伤了。

治疗的目标就是把眼内压力降到 20mmHg 以下，或者眼内压达到不再引起视野缺损或视杯增大的水平。每个患者都应该有一个目标眼压，重度青光眼患者或是使神经损伤进一步加重的患者应设一个较低的眼内压作为目标。通常，眼内压维持在十几毫米汞柱已经足够了。视野进一步缺失及神经纤维受损伴眼内压在十几毫米汞柱时，眼内压需要进一步降低，通常低于 10mmHg 以下，这种情况称为低压性青光眼，可能需要联合用药，表中每类中任何一种或者增加外科手术治疗（图 319 ～图 334）。

在接受手术治疗之前，确保正确使用滴眼剂，只有 20% 的滴眼液能保留在眼表，其余都流到了面颊或鼻内，在 4min 后只有 20% 中的一半仍留在眼内，10min 后只有 3.4% 留在眼内，因此，每次滴不同的滴眼剂时应当相隔 10min，滴入滴眼剂后闭眼、按压泪点区都会增加药物吸收（图 143）。

然而，60% 的患者却不能按照规定时间用药，尤其是在用一种以上的药物时，更是依从性极差，因此，患者就诊时都要询问用药情况。

开角型青光眼的手术治疗

在患者已正确使用滴眼剂眼内压仍然没有得到控制后，可以安排患者手术治疗。手术主要促进房水流出，少数术式减少房水分泌。氩激光小梁成形术或选择性激光小梁成形术（SLT）都能促进房水外流，也是治疗的首选方法（图 319、图 320），后者消耗的能量更少且可以重复手术。眼内压仍未下降，

常见的青光眼药物及其副作用

分类及作用	化学名	商品名称	浓度	剂量	注释
β-受体阻滞剂 ↓房水分泌	倍他洛尔（G）	倍他洛尔滴眼液	0.25% 滴眼剂	BID	心率降低 呼吸症状加重
	噻吗洛尔（G, PF）	青眼露，噻吗心安	0.25% 和 0.5% 滴眼剂	BID	倍他洛尔眼液是具有心脏选择性的系统性副作用最少的药物
	青眼露凝胶（G）	青眼露凝胶	0.25% 和 0.5% 滴眼剂	QD	
前列腺素类似物 ↑房水引流	拉坦前列素（G）	适利达	0.005% 滴眼剂	HS	睫毛变黑、变长，伴虹膜及眼周（眼睑）皮肤色素沉着，眶脂肪缺失（图11～图13），虹膜黄斑水肿，结膜炎
	曲伏前列素（G）	曲伏前列素滴眼液	0.004% 滴眼剂		
	比马前列素	卢美根	0.01% 和 0.03% 滴眼剂		
	塔夫前列素（PF）	左巴坦	0.0015% 滴眼剂		
α-肾上腺素能受体激动剂 ↓房水分泌 ↑房水引流	溴莫尼定（G）	0.1% 酒石酸溴莫尼定	0.01%、0.15%、0.2% 滴眼剂	TID	常见的过敏
碳酸酐酶抑制剂 局部 ↓房水分泌	多佐胺（G）	舒净露	2% 滴眼剂	TID	可引起骨髓抑制
	布林唑胺	派立明	1% 滴眼剂	TID	
口服 ↓房水分泌	乙酰唑胺（G）	醋唑磺胺	250mg 和 500mg 片剂	250mg, 500mg	可引起骨髓抑制
胆碱能 ↑房水引流	毛果芸香碱（G）	盐酸毛果芸香碱眼液	0.5%～6.0% 滴眼剂	QID	视网膜脱离；白内障；小瞳孔；偏头痛
联合	溴莫尼定和布林唑胺	Simbrinza	0.2% 和 1% 滴眼剂	BID	方便
	噻吗洛尔和多佐胺（G, PF）	青光眼药（含噻吗洛尔和多佐胺）	0.5% 和 2% 滴眼剂		
	溴莫尼定和噻吗洛尔	Combigan	0.2% 和 0.5% 滴眼剂		

就要在角膜缘做一个引流通道（小梁切除术）将房水从巩膜和结膜下引流（图321～图325），如果引流通道闭合，可再次接受小梁切除术治疗。如仍无效，则可选择置入引流阀连接前房和结膜下腔隙（图326）。由于仅覆盖结膜保护眼球内部，因此上述这两种方法极易使眼内受到感染（图325）。如果术后眼压低于5mmHg，低眼压可能会对黄斑造成永久性损伤（图324），其致病原因通常是伤口渗漏。这类漏出液通过在可疑部位放荧光液做赛德尔试验及用钴蓝光滤光显示流动的房水进行确诊。

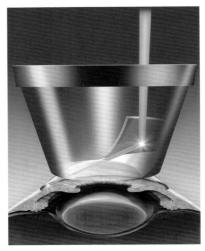

图319 氩激光小梁成形术要求在眼睛上放一个反射镜以观察直视时无法看到的照在小梁网上的激光

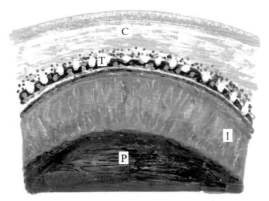

图320 氩激光小梁成形术示意

在小梁网有（无）色素的交界处四周360°内可以使用高达100个光斑（白色斑点）；由于小梁网周围的组织收缩打开了排水孔引起降压效果。C—角膜；T—小梁网；I—虹膜；P—瞳孔

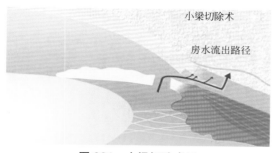

图 321　小梁切除术示

房水通过虹膜切除术和巩膜隧道从睫状体流出；从结膜下出眼球

（由瑞辉制药公司提供）

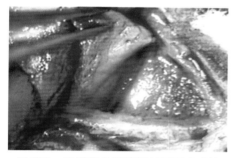

图 322　巩膜沿角膜缘解剖暴露巩膜静
脉窦

（由 iScience 提供）

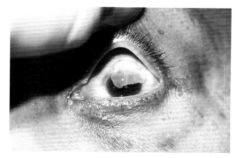

图 323　小梁切除术是通过手术从前房
到结膜下的空间造一个引流通道

此图所示的水疱太大，刺激角膜，因此
需要切除治疗

（由 Steven Brown 博士及 Arch. Ophthalmol.
Nov. 1999. Vol. 1, 156 提供；美国医学学
会 1999 年版权所有）

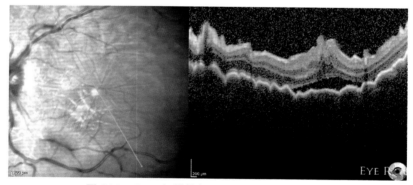

图 324　OCT 扫描的低眼压黄斑病变眼底照片

视网膜褶皱；通常要求其目标压力为 6mmHg 或更多

（由艾奥瓦大学提供；Eyerounds.org）

最近提出一种新的青光眼手术方法，这种手术主要增加房水流出量，与小梁切除术相比，其优点是手术不会累及结膜层，因此发生感染和低张力的风险较低。有一种使用外科器械的方法叫小梁消融仪，该仪器用电脉冲使病变 90°范围的病变小梁网组织发生消融，从而使房水进入 Schlemm's 管（图 327～图 329）。

还有一种新的方法叫导管成形术（图 330～图 332），在这种方法中主要通过缝线牵拉使 Schlemm's 管开放。这些新的技术都没能取代小梁切除术这一治疗的金标准。

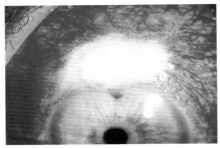

图 325　小梁切除术后 2 年疱疹相关感染率为 1.5%，但是随着随访时间的增加，感染率可达 8%

此图所示的结膜滤泡太薄且受到了感染，这只眼睛的内部可能会发生眼内炎，并且会致盲

（由 Donald L. Bendenz，Ophthalmol. Aug. 1999, Vol. 117, 1010 提供，美国医学学会 1999 年版权所有）

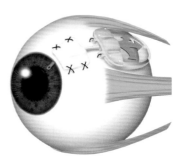

图 326　Ahmed 青光眼阀

青光眼阀将房水引流到结膜下

（由新世界医疗公司提供）

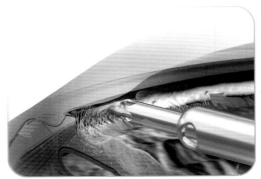

图 327　小梁消融术暴露 Schlemm's 管

（由阿尔伯特爱因斯坦医学院的 Roy Chuck 博士和 George Baerveldt 博士发明）

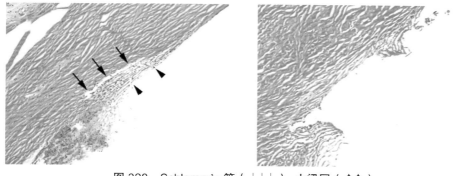

图 328　Schlemm's 管（↓↓↓）；小梁网（↑↑）

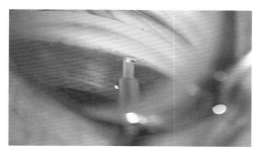

图 329　小梁消融术

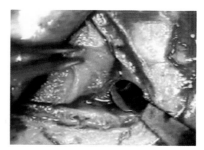

图 330　沿巩膜边缘切开，沿巩膜切口
进入 Schlemm's 管

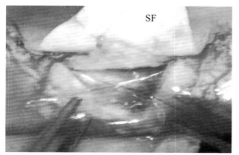

图 331　导管成形术
制造巩膜瓣（SF）以暴露巩膜静脉窦，
然后微导管旋转放入 Schlemm's 管内，
撤回牵引线并放在适当的位置

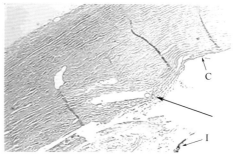

图 332　角膜（C）和虹膜（I）之间角
组织显示了施德默（Schlemm's）管内
缝线

上述手术都会增加房水外流量，还有一种方法就是手术损毁部分睫状突从而减少房水生成量，术中在覆盖睫状突的区域巩膜外实施"冷凝"或激光、内窥镜术治疗（图333）或者直接破坏睫状突（图334）。

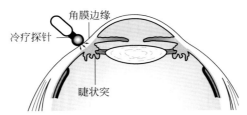

图 333　巩膜外冷凝术用于角膜边缘向后 1mm，180° 范围，冷凝时间应少于 20s
睫状体光凝术也可用于破坏部分睫状体

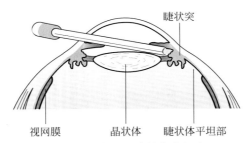

图 334　内镜下睫状体光凝术
由光源、摄像头、激光头组成的探头深入前房角膜缘附近或睫状体扁平部。通常治疗170°～280°的范围

闭角型青光眼

闭角型青光眼的发病率较上述的开角型青光眼低，且两者治疗方法完全不同。闭角型青光眼常见于前房较浅远视眼。这些患者的虹膜与角膜距离很近（图305～图309），因此在瞳孔中度扩张时房角变得更加狭窄。瞳孔区虹膜和晶状体之间接触面最广，从而防止房水进入前房及小梁网。"瞳孔阻滞"时使房水停滞在虹膜后部并再次将虹膜向前推动直到前房角完全闭合为止。前房角完全闭合会引起眼内压急剧升高，超过 60mmHg 时对瞳孔造成损伤，引起瞳孔固定、扩大。

闭角型青光眼症状包括疼痛、视物模糊、虹视、恶心等，体征包括中度瞳孔散大固定、角膜水肿伴结膜血管扩张（图335、图336）。

拟肾上腺素药、压力、黑暗等诱因可能会刺激瞳孔散大从而导致此类症状发作，抗胆碱药如氯氮䓬（利眠宁）等可能会抑制瞳孔括约肌引起瞳孔散大。

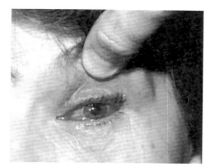

图335　急性闭角型青光眼伴瞳孔散大

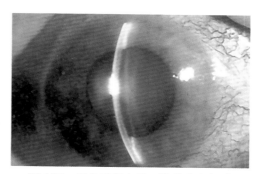

图336　闭角型青光眼：浅前房和角膜水肿

在治疗闭角型青光眼时，首先需要降低眼压以阻止症状发作。常用药物包括1%毛果芸香碱收缩瞳孔及另外三种降眼压型的滴眼剂。如果眼压一直不降，则需要给予短效的高渗溶液，如静脉滴注20%甘露醇或口服50%甘油，这两种液体都可以通过增加血液的渗透压促进眼压下降。一旦患者症状缓解，可进一步局部使用2%生理盐水清除角膜水肿，之后，可以做激光虹膜切开术（图337），这个手术可以使房水流入前房，并且通过瞳孔阻滞，这个手术会使闭角型青光眼得到永久的治愈，且在瞳孔扩张时不受任何限制。

继发性开角型青光眼是一种比较罕见的类型，主要由色素（眼球黑变病）（图292、图338）、出血（图340）、炎症细胞（虹膜炎）、剥脱综合征（图339）、虹膜红变导致的瘢痕（图359、图360）、眶内病变导致的静脉瘀血、海绵窦血栓形成或瘘管导致小梁网阻塞引起。

创伤可导致虹膜从睫状体部位撕裂从而引起青光眼，用前房角镜检查可见房角后退（图341），在检查过程可见虹膜撕裂暴露宽带状黑色色素睫状体。通常伴有眼前房出血（图340）导致前房积血。前房积血的并发症包括再次出

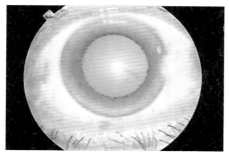

图337　在两点钟位置周边虹膜切开术

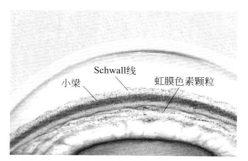

图338　色素播散综合征引起的继发性青光眼

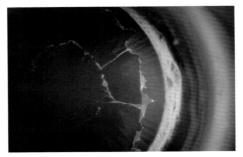

图 339　剥脱综合征

在晶状体前囊、瞳孔缘、悬韧带及小梁网可见白点，此类综合征在临床上比较常见，且与青光眼、复杂白内障手术引起的晶状体悬韧带病变的发生率的增加密切相关（由 Rhonda Curtis, CRA.COT，圣路易斯•密苏里州•J•华盛顿大学医学院眼科摄影提供）

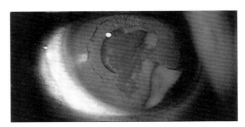

图 340　前房积血伴虹膜根部离断（透析）

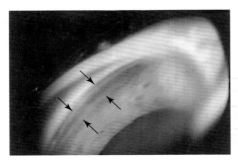

图 341　外伤后房角隐窝积血，房角隐窝为角膜和虹膜中间较宽的黑色区域（↑）

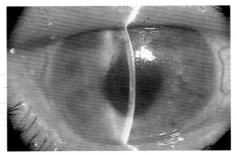

图 342　青光眼引起角膜水肿、浑浊

血、视网膜相关炎症及青光眼。处方：双侧戴眼罩并绝对卧床 5d，10% 的前房积血患者会发展成青光眼，因此需要密切观察。

先天性青光眼发病率很低，但是对于可疑患者，必须常规进行眼压测量。先天性斜视、流泪、眼球增大（牛眼）（图 343）及角膜水肿都是考虑先天性青光眼的重要依据，后者可能会因为角膜内皮细胞的压力破坏效应导致角膜云雾状浑浊。

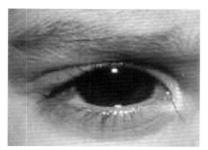

图 343　8 岁先天性青光眼伴斜视患者
其眼球增大及角膜轻度水肿引起虹膜模糊不清
（由范德比尔特眼研究所 Karen Joos 博士提供）

在斯特奇 - 韦伯综合征（图 188）患者中，还可以见到青光眼的另一种类型——少年儿童型青光眼。这类患者有面部血管瘤病、脑钙化和癫痫发作。少年儿童型青光眼的治疗主要以手术为主，药物治疗通常疗效不佳，而且患者长期治疗疗效不佳。

青光眼常见类型		
	原发性开角型青光眼	闭角型青光眼
发生	占所有青光眼的 70%	占所有青光眼的 10%
病原学	小梁网在无明显原因下发生闭塞，通常是遗传性的，随年龄的增加，其发病率上升	随着年龄的增加及远视眼的增加，其发病率越多
症状	通常无症状	发红、眼睛疼痛感、光晕、恶心
体征	眼压增高使杯盘比增加；视野缺损	眼压增高使杯盘比增加；雾状角膜；瞳孔散大、固定；结膜充血
治疗	常用滴眼剂治疗	激光虹膜切开术
禁忌药物	皮质激素：大剂量或长期使用应测量眼压	瞳孔扩张剂，如肾上腺素能药物、抗胆碱能类、抗组织胺类药、抗精神病药

葡萄膜

葡萄膜（图 344、图 345）由虹膜、睫状体、脉络膜组成，三者紧密相连，内含色素及黑色素细胞。

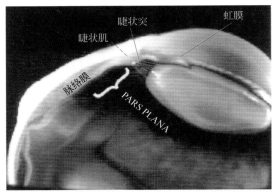

图 344　葡萄膜

（由 Stephen McCornick 提供）

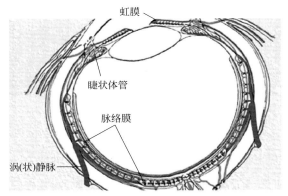

图 345　葡萄膜由虹膜、睫状体、脉络膜组成

（由辉瑞制药提供）

　　虹膜是一种通过交感神经扩张肌肉和胆碱能收缩肌肉来改变瞳孔大小的隔膜。

　　在正常情况下，布鲁什菲尔德斑是位于虹膜周边的、白棕色的、小的隆起点，在淡褐色或蓝色虹膜及唐氏综合征中比较常见（图 346）。

　　睫状体（图 345、图 347、图 349）由如下 4 个临床上重要的部分组成：

　　1. 前部为虹膜附着部位。

　　2. 睫状突分泌房水（图 298、图 334）营养晶状体、角膜和小梁网，同时维持眼内压力。

　　3. 平滑肌通过收缩悬韧带、增加悬韧带的张力来改变晶状体的焦点（图 348）。

　　4. 扁平、无血管的睫状体平坦部是玻璃体腔内注射或玻璃体视网膜手术等外科手术进入眼睛的最佳位置（图 494、图 495、图 541、图 542）。

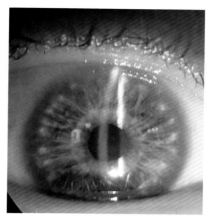

图 346　布鲁什菲尔德斑

（由爱荷华大学提供；Eyerounds.org）

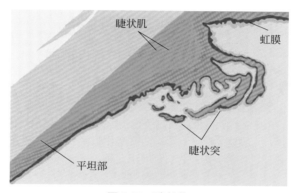

睫状肌

虹膜

平坦部

睫状突

图 347　睫状体

（由瑞辉制药提供）

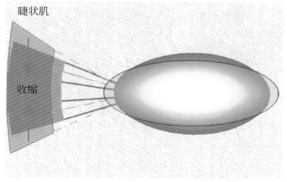

睫状肌

收缩

图 348　睫状肌调节晶体

（由瑞辉制药提供）

脉络膜是人体内血流量最多和摄氧量最少的组织，其作用为滋养视网膜，而视网膜是人体内代谢率最高的组织。脉络膜血循环不像树状分枝的视网膜血管，其形态呈十字状，似虎斑样走形（图349）。在视网膜色素脱失后的早期干性年龄相关性黄斑变性（也称为地图样 AMD）（图486）和视网膜色素从未发育完全的白化病（图507）中最常见。

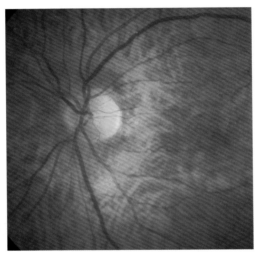

图 349　豹纹状眼底伴清晰可见、轻微色素化脉络膜血管
（由 Elliot Davidoff 博士提供）

恶性黑色素瘤

黑色素细胞瘤是最常见的眼内原发性恶性肿瘤，通常为单侧的，其中，约85%的患者由脉络膜发展而来，9%由睫状体发展而来，6%由虹膜发展而来。与良性痣相比，其颜色更加均匀，外形更加平坦（图350），脉络膜的肿瘤则为青灰色、隆起状，也可以是白、黑及金黄色的不均匀着色（图351）。必须与另一种由乳腺或肺部转移而来的脉络膜最常见的肿瘤——眼内的转移癌相鉴别，后者颜色较淡。在治疗上，较小的眼内恶性肿瘤通常用放疗（图352），这种方法对视力的影响相对较小。而较大的肿瘤有时需要眼球剜除术治疗（图353、图354及图394～图397）。如果肿瘤累及眼球之外的结构，甚至危及生命，则需要剜除眼眶内容物，这种手术会清除大部分眼眶内容物，包括眼睑、眶壁及眶周结构（图355），甚至会导致毁容，因此较少选择。

眼睛是黑色素瘤的原发部位，因此，在皮肤及身体其他部位有黑色素瘤的患者，通常需要眼科医师排除眼内的病变。

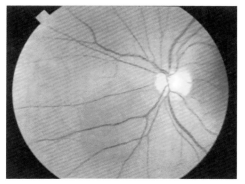

图 350　平坦的脉络膜色素痣

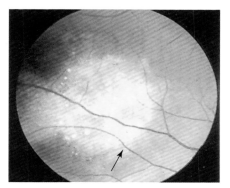

图 351　隆起的脉络膜恶性黑色素瘤
注意动脉在肿瘤上方方向发生了改变

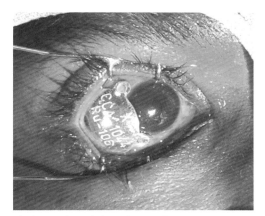

图 352　钉放射性板块缝合或常在粘在眼球的巩膜外层放大约 4 天，这种方法常用于治
疗较小的眼内肿瘤

（由 Santosh G. Honor 博士和 Surbhi Joshi 博士提供；印度海得拉巴普拉萨德眼科研究所）

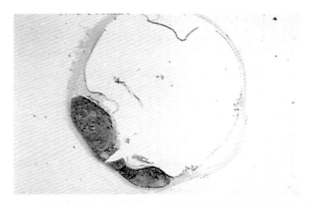

图 353　经眼球摘除（摘出术）治疗后的恶性黑色素瘤的全截面

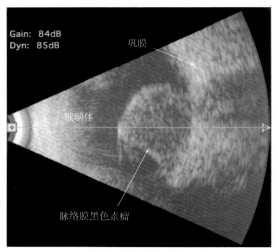

图 354　脉络膜恶性黑色素瘤 B 超

通过典型的圆顶状生长方式可以进行确诊，同时，B 超可以显示肿瘤的大小及其生长区域是否超过巩膜，从而确定其治疗类型。这个病例是个巨大的肿瘤，需要通过剜除术治疗

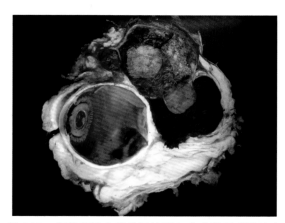

图 355　超出巩膜生长的恶性黑色素瘤的眼球摘除术

（来源：J. J. Ross 等，Br. J Ophthalmol, 2010, Vol. 94, No. 5，获得 BMJ 出版集团有限公司允许后转载）

　　良性虹膜雀斑（图 356）和虹膜痣也比较常见，但是恶性的虹膜黑色素瘤则较少见（图 357、图 358）。如果良性病变继续生长、出现隆起、血管化、瞳孔变形或引起炎症、青光眼、白内障等时，则需要高度怀疑是否发生恶变。

　　虹膜红变是指虹膜表面有视网膜中央静脉（或 CRVO）阻塞、增殖型糖尿病视网膜病或颈动脉闭塞性疾病相关的缺血反应导致的异常血管生长（图 359、图 360）。如果未能及时接受治疗，新生血管化可进一步导致晚期青光眼、无法

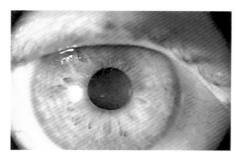

图 356 良性的虹膜雀斑

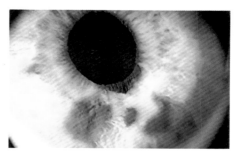

图 357 恶性虹膜黑色素瘤伴隆起性病变和瞳孔变形

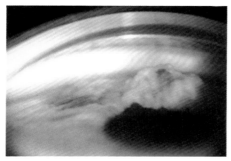

图 358 前房角镜观察隆起的虹膜黑色素瘤

（由 Michael P. Kelly 提供）

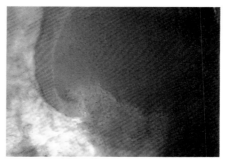

图 359 虹膜红变伴新生血管化

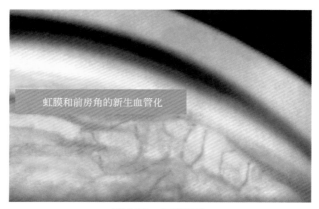

图 360 虹膜红变

异常的虹膜血管使眼角形成瘢痕，常由缺血性视网膜疾病引起，如增殖性糖尿病视网膜病变和视网膜动脉或静脉阻塞等

忍受疼痛而不得不选择做多种青光眼手术，甚至可能需要摘除眼球（眼球摘除术）。激光光凝大面积的视网膜可减少眼的需氧量，引起虹膜血管退行性病变。

胚胎组织发育不完全可导致虹膜缺损（图361），同样也可引起脉络膜、晶状体和视神经病变。

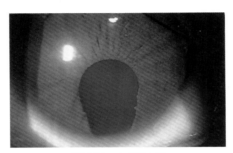

图 361   虹膜缺损

葡萄膜的炎症（葡萄膜炎）

葡萄膜的炎症按发生的部位进行分类：A—前部（虹膜炎）；B—中部（睫状体炎）；C—后部（脉络膜炎）；D—全葡萄膜炎，包括所有葡萄膜结构。大约50%的患者都没有明确的病因。在治疗上，大部分都会用激素治疗，有时还会用非甾体类抗炎药进行治疗。黄斑水肿是最常见的影响视力的原因，除此之外，白内障和青光眼也比较常见。

A类虹膜炎，是指虹膜发生炎症约占葡萄膜炎的92%，其主要症状有疼痛、流泪及畏光；体征包括瞳孔缩小（小瞳孔）、结膜充血（图362、图363、图366）及前房闪辉和房水细胞（图363）。前房闪辉是指因蛋白升高引起的乳白色样光束。用高倍镜下的裂隙灯观察，在黑色瞳孔区照一个短而明亮的光束，会看到炎症细胞依据多少从少量到大量（4+）分级。

角膜内皮上的炎症细胞和蛋白（图364、图365、图366、图370）称为角膜后沉着物（或KPs），通常会持续数天，是重要的体征。发生虹膜炎之后，由于抑制了眼内房水分泌、增加葡萄膜巩膜房水流出量，眼内压力往往会降低，细胞碎片阻塞小梁网或者治疗葡萄膜炎的激素会导致眼内压升高。

虹膜炎还有一种并发症，称为虹膜后粘连，是指虹膜和晶状体囊之间发生粘连（图364），可局部使用1%强的松（百力特）等激素防止出现纤维蛋白，从而预防这种情况。甲羟松（1% HMS）、0.25%氟米龙（FML 草酸萘呋胺）、0.5%氯替泼诺（Lotimax）是三种升高眼压副作用较小的激素，但是效果不是很明显。应根据病情调节用药剂量和频次。

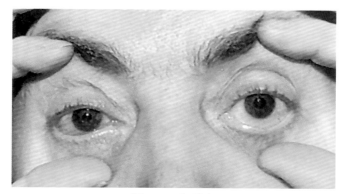

图 362　虹膜炎

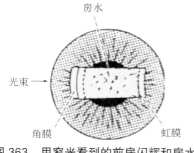

图 363　用窄光看到的前房闪辉和房水
细胞

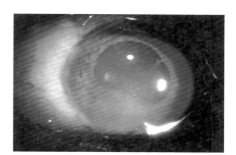

图 364　角膜后沉着物及虹膜后粘连

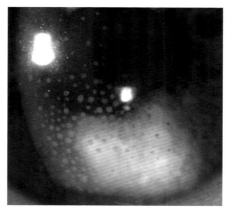

图 365　羊脂状 KP

是指巨大的淡黄色脂样角膜后沉着物，在结节病中常见
（由艾奥瓦大学提供：Eyerounds.org）

充血结膜的常见原因（图366）			
	虹膜炎	结膜炎	急性充血性青光眼
症状	疼痛、畏光	砂样感、瘙痒	疼痛（往往很严重） 畏光
分泌物	眼泪	脓液、黏液或眼泪	眼泪
瞳孔	缩小	正常	中等扩大
注射	角膜边缘	弥散	弥散或角膜边缘
角膜	角膜后沉着物	清晰	角膜水肿
眼压	通常较低	正常	升高
前房	前房闪辉和房水细胞	正常	前

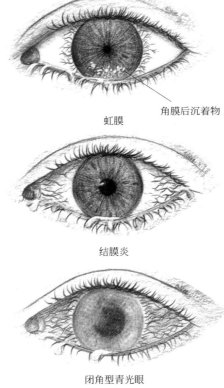

角膜后沉着物

虹膜

结膜炎

闭角型青光眼

图366　3 种不同因素致眼部充血的特点

■ 抗炎药

　　应用皮质激素治疗眼部炎症的方法可追溯到 20 世纪 50 年代。通常用于治疗葡萄膜炎、术后感染、变态反应及感染性结膜炎、角膜炎、巩膜炎、巩膜外层炎及 Graves 眼病，同样，也通过滴眼途径用于治疗前葡萄膜炎。结膜下或眼球后等眼周部位注射类固醇激素则用于治疗严重的前葡萄膜炎、中葡萄膜炎及后葡萄膜炎。药物很快就能越过角膜和结膜等结构，并穿透巩膜。慢性的、更加严重的后葡萄膜炎，尤其是在慢性病变导致黄斑水肿的情况下，采取玻璃体腔内注射类固醇治疗。如果患者出现耐药，则可用口服类固醇激素的方法。以甲氨蝶呤为代表的免疫抑制剂具有长期使用安全性较高的特点，因此，必要时可用免疫抑制剂取代类固醇激素。

皮质激素的局部副作用包括白内障、青光眼及诱发疱疹角膜炎，全身副作用包括免疫抑制、骨质疏松、加重糖尿病及胃溃疡。0.5% 的常用酮咯酸等非甾体类抗炎药不会使眼压升高，因此，可与皮质类固醇激素联合应用，也可以单独应用，但是其效果不如激素等药物明显。

1% 环戊醇胺酯或 1% 长效阿托品等睫状肌麻痹剂可以使睫状肌痉挛并瞳孔散大，从而减轻虹膜后粘连的机会，缓解畏光、疼痛等症状。

■ 抗胆碱剂

抗胆碱药	作用时间	主要用途
0.5% ～ 1% 阿托品	±2 周	长期或严重的前葡萄膜炎
0.25% 莨碱胺（0.25% 东莨菪碱）	±4 天	出现对阿托品过敏时选择
2% ～ 5% 后马托品	±2 天	前葡萄膜炎
1% ～ 2% 环戊醇胺酯（盐酸环喷托酯）	±1 天	睫状肌麻痹性视网膜检影法；快速起效（30min）
0.5% 托品酰胺（托吡卡胺眼液）	±1 天	经常与 2.5% 或 10% 去氧肾上腺素同时用于散大瞳孔

虹膜炎最常见的病因为眼内手术、眼球钝挫伤及角膜溃疡、擦伤、异物等。在正常人群中，大约 2% ～ 9% 的人体内含有人白细胞抗原（HLA-B27），这类具有 HLA-B27 抗原的个体中，约 20% 的人容易得自身免疫性疾病。而虹膜炎与以下五种 HLA-B27 阳性的自身免疫性疾病相关：

1. 强直性脊柱炎（大多数为患有低位脊椎炎的男性，这类患者中 HLA-B27 阳性者可高达 95%）。

2. 幼年特发性关节炎。

3. 反应性关节炎（以前称为莱特尔综合征），患有尿道炎和结膜炎的男性中较常见。

4. 炎性肠病。

5. 银屑病关节炎。

与 HLA-B27 无关的虹膜炎病因包括弓形体病、结节病、莱姆病、流行性感冒、淋巴瘤、AIDS、单纯疱疹、带状疱疹及白塞病（嘴唇，图 367）、生殖器溃疡，除此之外，还有其他罕见的病因。因此，在临床上，应对病情的严重程度、时间的长短、相关的用药史及所需费用等仔细地进行判断，从而确定病变的进展程度、并选择适当的处理方法（见后表"葡萄膜炎的检查"）。

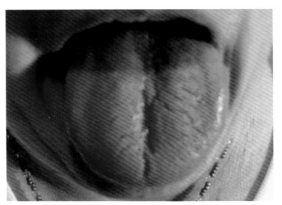

图 367　白塞病患者的舌头溃疡和龟裂
其主诉为自觉嘴内灼烧感

幼年特发性关节炎合并慢性虹膜炎的患者在角膜前弹力层上会出现钙化带，称为带状角膜病变（图 368），在结节病和维生素 D 增多症患者中也有同样表现，可以用一种称为螯合的技术治疗，就是在角膜上滴乙烯 - 乙二胺四乙酸（EDTAS）溶液进行溶解。

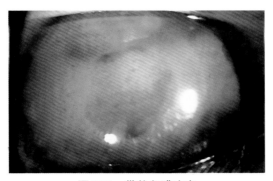

图 368　带状角膜病变

B 类葡萄膜炎的炎症是睫状体炎症（睫状体炎），也称为中间葡萄膜炎，其特点为在 80% 的情况下，玻璃体腔内有白细胞，在临床上表现为疼痛、眼压下降，玻璃体腔内的白细胞会影响视力，其病变可以是感染性的、可以是炎症性的、也可以是肿瘤引起的，还要考虑到多发性硬化症、结节病（图 369～图 378）、吸烟、创伤、莱姆病及梅毒，然而，比较常见的还是特发性平坦部睫状体炎。

结节病

结节病是一种病因不明的系统性疾病，其特点为 75% 的患者肺部有肉芽肿性炎症（图 369），病变可累及皮肤（图 377）、外周神经、肝、肾及其他组织。在眼部其主要表现为虹膜炎，常表现为较大的、脂样（羊脂）角膜沉淀（图 365、图 370）。泪腺肉芽肿（图 373～图 376）、中间葡萄膜炎和血管炎（图 378）较少见。其治疗方法为局部或系统性使用皮质类固醇激素。

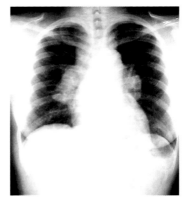

图 369　肺门淋巴结增大是结节病的第一大标志，可发生率可达 75%
（由 Aman K. Farr 博士和 Arch. Ophthalmol., May 2000, Vol. 118, Nos 1-6, 729 提供；美国医学学会 2000 年版权所有）

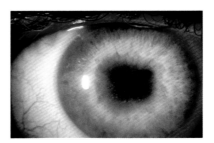

图 370　在结节病患者中 25% 的人可出现虹膜炎，是结节病第一大眼部症状
此图所示为虹膜后粘连引起的巨大的、光滑（羊脂）的角膜后沉着物及不规则的瞳孔
（由圣路易斯密苏里州华盛顿大学医学院 Rhonda Curtis, CRA, COT 提供）

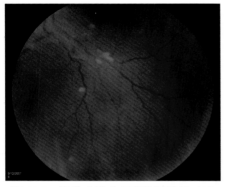

图 371　结节病伴中间葡萄膜炎及玻璃
体前部小白雪球样浑浊

（由威尔斯眼科医院 Julia Monsonego,
CRA 提供）

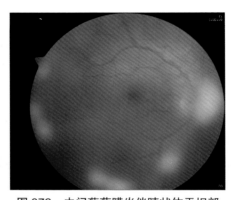

图 372　中间葡萄膜炎伴睫状体平坦部
白雪球样浑浊

（由柯尔眼科研究所 Careen Lowder 博士
提供）

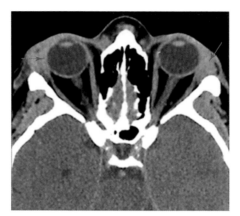

图 373　CT 扫描结节病患者示双侧泪腺体积增大（↑），该患者的肺、皮肤、结膜、肾
也同时受累

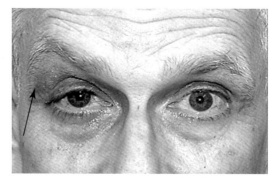

图 374　十分明显的右侧泪腺肿大（↑），注意有右侧眉部升高及上睑下垂

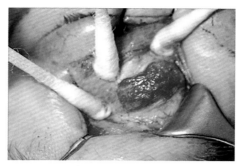

图 375　通常通过泪腺活检可确诊结节病

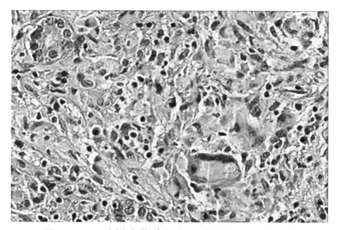

图 376　干酪样肉芽肿浸润泪腺的光照显微照片

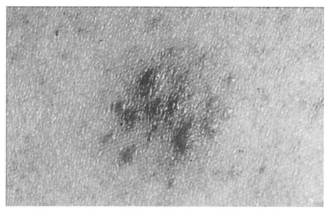

图 377　柔软的皮下红斑结节（图 373～图 376）

（由 John Woogend 博士和 Arch. Ophthalmol, 2007. 5, Vol. 125, 707-709 提供；美国医学学
会 2007 年版权所有）

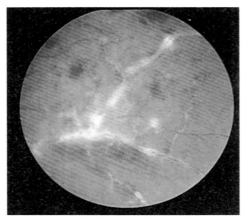

图 378 结节病伴血管炎引起血管内 "蜡烛" 滴样病变

（由 Joseph Walsh 博士提供）

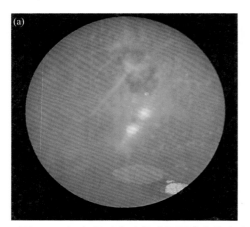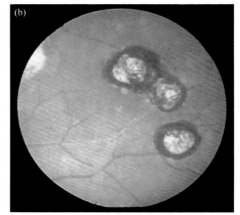

图 379 （a）弓形虫脉络膜视网膜炎常在陈旧性病变附近复发，约 1/4 的美国人弓形虫血清阳性，但是，其中仅有的 2% 的人会发展为眼部疾病。据报道，在美国，高达 25% 的羊肉和猪肉有囊虫。这种感染是先天性传播或经口传播的，活动性病变表现为 "雾中灯"；（b）陈旧性弓形虫病瘢痕通过萎缩的视网膜和脉络膜可以见到巩膜

C 类葡萄膜炎是脉络膜炎，其主要特征为视网膜表面的渗出，有时，在玻璃体腔内被细胞遮盖，病变会进一步导致视网膜脉络膜萎缩与色素斑沉着（图 379），通常都无明确病因，但是可以考虑以下几个病因：

■ 脉络膜炎诱因

1. 细菌性引起。梅毒（图 382 ～图 386）结核。

2. 病毒引起。单纯疱疹，25% 的 AIDS 患者感染巨细胞病毒（图 389、

图 390）。

3. 真菌引起。组织胞浆菌病（图 380）、念珠菌病。

4. 寄生虫引起。弓形体感染、蛔虫感染（图 379）。

5. 免疫抑制引起。AIDS 患者容易引起上述疾病。

6. 白塞病。（嘴唇和生殖器溃疡）（图 367）；交感性眼炎（图 124）。

在治疗上，脉络膜炎需要结膜下或系统性注射皮质类固醇激素，当病变侵犯黄斑、视神经或玻璃体是膜形成的潜在来源时，更是如此。

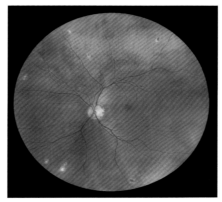

图 380　组织胞浆菌病伴多孔的脉络膜视网膜炎病变称为 "histospots."
（由密歇根州凯洛格眼科中心 Alexis Smith, CRT, OCT-T 提供）

线虫

寄生蠕虫，有时也称为微丝蚴，可感染人类（图 381）。犬弓蛔虫和猫弓蛔虫微丝蚴可经过口服虫卵传播。儿童在动物排便过的土地上玩耍后可感染，而成人食入不干净的蔬菜后则可感染。

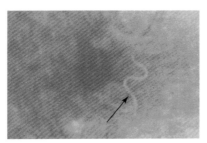

图 381　未知的美国东南部视网膜下线虫（↑）引起视神经视网膜炎
［由 J. Donald M. Gass 博士及 Arch. Ophthalmol, 1983. 11, Vol. 101(3), 1689-1697 提供；美国医学学会 1983 年版权所有］

弓形体属寄生虫在细胞内生长，不能与细胞外寄生虫——弓蛔虫线虫，及其他发生类似的寄生虫相混淆。然而，弓蛔虫和弓形体属寄生虫都可以引起十分严重的眼内炎症。

旋盘尾丝虫，95% 在非洲发现，生活在沿河岸的人比较易感。目前，该病引起 270 万患者角膜瘢痕、视神经炎、脉络膜视网膜炎，是导致失明的主要原因，通常将此类疾病称为"河盲"，另一种非洲的蠕虫——罗阿丝虫，可以迁移到眼睑和结膜，并在此生活长达 17 年，同时可导致感染。

梅毒

此类感染性疾病（图 382 ～图 386）由梅毒螺旋体引起，并经性接触传播，梅毒螺旋体可以侵犯人体所有器官。眼部受累表现主要为葡萄膜从而引起虹

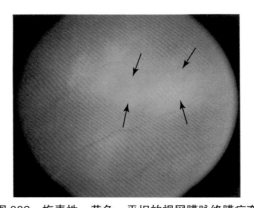

图 382　梅毒性、黄色、平坦的视网膜脉络膜病变

（由 Thomas R. Friberg 博士及 Arch Ophthalmol, 1989. 11, Vol. 107, 1571-1572 提供，美国医学学会 1989 年版权所有）

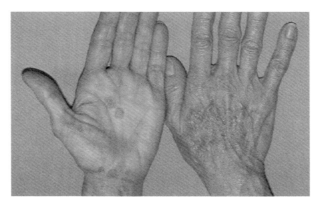

图 383　梅毒性丘疹累及手掌

膜炎、睫状体炎和脉络膜视网膜炎。神经性梅毒可累及所有的颅神经，并引起特异性瞳孔反应，即瞳孔不规则收缩，伴对光反射减弱或消失，但是辐辏反射仍存在，称为阿盖尔·罗伯逊瞳孔，应用散瞳药之后瞳孔扩张不明显。

在 2000～2014 年，男同性恋之间的梅毒感染率逐年增加。

人类免疫缺陷病毒（HIV）

逆转录病毒侵入及免疫系统的 CD4[+] T 淋巴细胞的失活，最初，可引起体

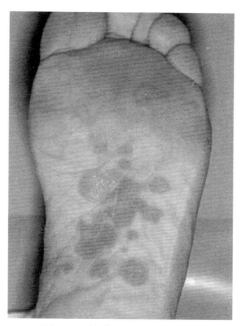

图 384　梅毒性丘疹累及足底

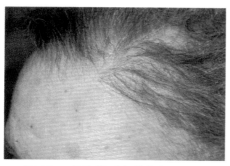

图 385　梅毒性秃发使患者不得不佩戴假发

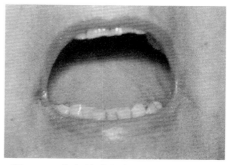

图 386　患者的嘴角常出现梅毒引起的无痛性黏膜溃疡

重下降、头疼、不适、发热、寒战及淋巴结病，当CD4$^+$T细胞从正常的500～1500/mm^{3}下降到200/mm^{3}时，就出现了获得性免疫缺陷综合征（AIDS），每年在感染HIV的患者中有38.3%的患者会发生AIDS，3年内增为45%。在美国，高达90%的成年人有潜伏的单纯疱疹病毒，40%～80%有巨细胞病毒（CMV）（图390），25%有弓形虫抗体，通常，这三种机会致病的生物对于患有AIDS的免疫缺陷病患者来说是最致命的

　　如果CD4$^+$T细胞计数＞200/mm^3，同时没有眼部疾病，则只要每年做一次眼科检查就足够了，如果细胞计数减少，机会感染率会明显增加，而且需要每4个月做一次眼科检查。一检测到HIV病毒就要用高效抗逆转录病毒疗法（HAART），如果不接受治疗，几乎所有HIV感染者都会发展为AIDS。药物或疾病本身可能会引起葡萄膜炎、玻璃体炎、视网膜外层膜或急性视网膜坏死，后者可进一步导致视网膜脱离。在美国，HAART治疗结合玻璃体内注射更昔洛韦（羟甲基无环鸟苷）会降低HIV和CMV相关的死亡率，并且可减少90%的视网膜并发症。卡波西肉瘤（图387、图388）是AIDS中最常见的恶性肿瘤，此类患者皮肤或结膜上会出现非敏感性的紫色结节，处方：放射治疗或切除治疗。

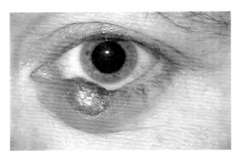

图387　艾滋病患者因感染条件致病菌——8型疱疹病毒导致皮肤卡波西肉瘤
（由Jerry Shields博士提供）

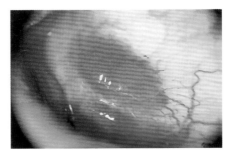

图388　结膜卡波西肉瘤
（由Jerry Shields博士提供）

交感性眼炎

　　交感性眼炎是一种比较罕见的疾病，是指一只眼睛的虹膜因创伤或手术损伤而引起双眼慢性全葡萄膜炎。经角巩膜壁的穿透性损伤是指开放性眼球损伤（图391～图393），检查时应用最小的探测仪，嘱患者遮蔽双侧眼睛休息，这样就不会对眼睛产生压力，然后需要静脉使用广谱抗生素，立刻联系眼外科医师，如果虹膜和视网膜已经从眼球内脱出而且不能回复原位时，

需要摘除眼球（摘除术）（图394），眼眶内置入球形的义眼，覆盖结膜（图395～图397）。将义眼制造商提供的与另一只眼睛相似的可移动的巩膜假体置入到结膜上。必须在受伤后的10天内完成眼球摘除术，以免发生交感性眼炎。如果出现了交感性眼炎，则数年甚至几十年内都需要皮质激素和免疫调节治疗。

眼球痨可导致失明、眼睛严重萎缩的失去正常解剖结构、甚至造成毁容，可为了缓解疼痛或美容可摘除眼球。

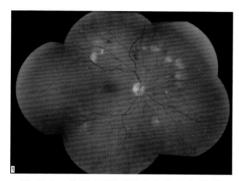

图389　艾滋病视网膜病变伴棉絮状渗出点，50%的艾滋病患者可出现视网膜内出血，目前无治疗方法

（由威尔斯眼科医院CRA Julia Monsonego 提供）

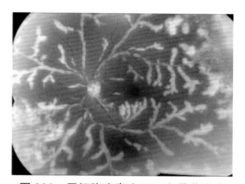

图390　巨细胞病毒（CMV）是艾滋病患者常见的条件致病菌，视网膜炎是其死亡的危险信号，该图病例示毛玻璃状视网膜脉管炎

（由Harry Flynn博士及Retinal Physician, 2010. 10, 2010. Vol. 7. No. 8, 67 提供）

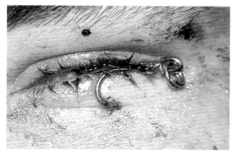

图391　眼内的鱼钩

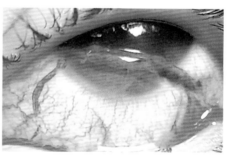

图392　经角巩膜的开放性眼球损伤，可见睫状体和虹膜脱出

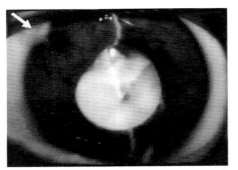

图 393　经虹膜和晶状体囊的穿透性损
伤伴继发性白内障

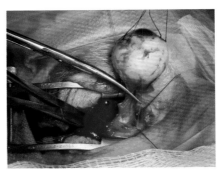

图 394　眼球摘除术

首先暴露眼球将其摘除，然后切断与其相
连的六条眼外肌，之后切断视神经（此图
所示），当眼睛出现眼盲、疼痛、影响外
观或出现肿瘤时就要考虑摘除眼球
（由 Jeffrey Nerad 博士提供）

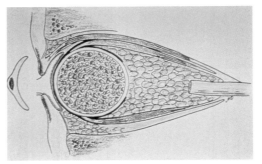

图 395　硅胶眼眶植入物与巩膜假体植入物
（由眼眶植入物综合公司提供）

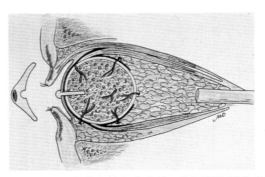

图 396　多孔羟基磷灰石植入可以使血管向内生长，从而预防迁移或挤压；肌肉可与植
入物一起缝合以获得更多的正常运动
（由眼眶植入物综合公司提供）

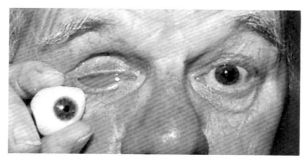

图 397　眼球摘除术后的眼窝及巩膜假体

葡萄膜炎的检查

当葡萄膜炎没有明显的病因或已长期存在及比较严重时，必须进行葡萄膜炎的检查。首先应该要根据患者的地理区域、年龄及其他症状和体征通过以下测试筛查最常见的病因。此外，一位初级护理医师应当向患者解释进行此次检查的原因及相关建议。

诊断	主要依据	实验室评估
获得性免疫缺陷综合征	不适、体重下降、淋巴结病及感染症状，尤其是弓形虫、巨细胞病毒及单纯疱疹病毒感染	HIV-1，HIV-2，抗体筛查
强直性脊柱炎	通常男性多见，伴下背疼痛	HLA-B27，骶髂部和腰脊柱 X 射线
前葡萄膜炎（HLA-B27+）	与强直性脊柱炎、炎性肠病、银屑病、反应性关节炎（原为莱特尔综合征）、幼年特发性关节炎相关	HLA-B27
白塞病	青壮年、有口腔和生殖器溃疡及皮损	HLA-B51
球孢子菌病	脉络膜视网膜炎、发热、咳嗽、沿加利福尼亚海岸、墨西哥、南美洲流行	血清抗体
巨细胞病毒	通常见于艾滋病患者，有严重的视网膜炎	巨细胞病毒抗体效价
组织胞浆菌病（真菌）	多发、体积小、视网膜脉络膜病变Ⅰ（脉络膜视网膜瘢痕）（图 380）可关系到俄亥俄州沿岸和密西西比河流域的鸟粪	荚膜组织胞浆菌皮肤试验
幼年特发性关节炎	儿童、发热伴肝、脾大（斯提耳病）	75% 为 +ANA
莱姆病	蜱虫叮咬、皮疹、关节病、神经系统的症状，最常见于新英格兰和大西洋中部各州	血清抗伯氏疏螺旋体抗体

诊断	主要依据	实验室评估
淋巴瘤	玻璃体炎和前葡萄膜炎	MRI，腰椎穿刺和（或）玻璃体细胞学检查
多发性硬化症	中间葡萄膜炎、神经系统症状，尤其是视神经炎	脑部的 MRI
结节性多动脉炎	系统性坏死性血管炎引起疲劳、肌肉疼痛、体重下降、肾炎、发热、关节痛、虹膜炎、角膜炎、巩膜炎	ESR ↑、动脉活检可确诊、血液尿素氮↑
反应性关节炎（原为莱特尔综合征）	虹膜睫状体炎、尿道炎、关节炎	75% 为 HLA-B27(+)、ESR 和 ANA 升高
类风湿性关节炎	关节痛、贫血	85% 的患者类风湿因子（ESR）升高
肉状瘤病	最常见的为呼吸系统症状、全葡萄膜炎、淋巴结肿大	胸部 X 射线、皮肤、结膜、淋巴结或泪腺的组织活检、血清 ACE
干燥综合征	女性多见，眼睛、嘴唇干燥，关节炎	抗 SSA/Ro 和抗 SSB、ANA 亚型
梅毒	视网膜炎、脉络膜炎、一系列全身症状	RPR 或 VDRL
系统性红斑狼疮	90% 为女性，斑疹、口腔或鼻部溃疡、盘状狼疮、关节炎、胸膜炎、心包炎	95% 的 SLE 患者为 ANA 阳性
弓形虫病（胞内原虫）	前、后葡萄膜炎十分常见，常见于艾滋病患者	血清抗弓形虫抗体：23% 美国人都为抗体阳性
弓蛔虫病（线虫）	幼儿可见后葡萄膜炎，有狗、猫等接触史	6% 的美国人弓形虫血清 ELISA 抗体阳性；嗜酸性粒细胞增多
肺结核（全球有 20%～43% 的人感染）	咳嗽、发热、体重下降、不适、盗汗	胸部 X 线、PPD 皮肤试验
韦格纳肉芽肿（现称为血管炎性肉芽肿，GPA）	葡萄膜炎和视网膜炎；上、下呼吸道及肾、神经系统可经常受累，45% 患者可有眼眶假瘤	胸部 X 线示空洞性病变和肺炎、任何受累的组织都可进行组织活检，仅有 40% 为抗中性粒细胞胞质抗体阳性

ACE—血管紧张素转化酶；ANA—抗核抗体；抗 SSA，抗 SSB—类型 A 和 B 抗 - 舍格伦综合征抗核抗体；ESR—红细胞沉降率；PPD—纯的蛋白衍生物皮肤试验；RPR—快速血浆反应素；VDRL—性病研究实验室

白内障

白内障即晶状体浑浊，当患者主诉视物模糊、用眼底镜检查视网膜示视网膜模糊不清，则可以考虑为白内障，晶状体由周围的软性皮质和硬性内核组成（图398），可以用裂隙灯检查及下述方式进行确诊：

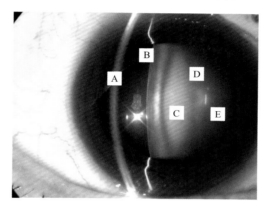

图398　用裂隙灯观察晶状体
A—角膜；B—前囊；C—核；D—后皮质；E—后囊
（由 Takashi Fujkado 医学博士提供）

1. 通过病原学确诊。通常由年龄增加引起，但也有可能是先天性的，还有可能由辐射、紫外光线、糖尿病、创伤（晶状体囊穿孔）（图393）、类固醇激素引起。幼年特发性关节炎患者患有慢性虹膜炎时常选用激素治疗，但是激素会导致白内障，吸烟人群的白内障患病率比不吸烟者高2倍，幼儿白内障比较罕见，58%的患者都为自发性的，13%的患者因创伤引起白内障，12%的患者则为遗传性的，在唐氏综合征患者中最常见。超过100种先天性综合征与白内障相关，所有儿童尤其是弱视儿童，应当在4～5岁之前都进行全面的眼部检查，以排除白内障，患有罕见综合征的患儿如果有不寻常的症状和体征，则更应该提前进行检查。

2. 通过在晶状体内定位确诊。皮质（图399）、内核或后囊下（通常由激素引起）（图400）。

3. 通过结构或颜色进行确诊。小儿遗传性白内障常定位于内核周围，且通常为非进行性的（图401）。发育成熟的暗褐色晶状体通常比较坚硬、在白内障手术时很难分开（图402）。

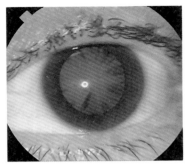

图 399　前部皮质轮辐状浑浊

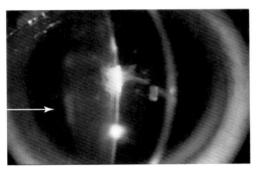

图 400　后囊下白内障

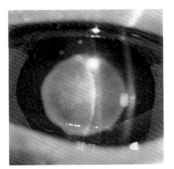

图 401　由明显的皮质包围的先天性
（带状）白内障

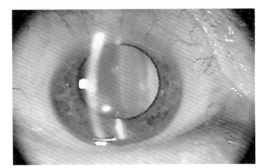

图 402　棕色白内障

　　白内障引发两个问题：白内障是导致视力下降的主要原因吗？时机成熟吗？成熟是外行用语，指是否适合进行手术治疗。对于大多数患者，外科医师在其视力下降到 20/50，甚至更低时才会选择手术治疗，但是，这些指征都因不同的患者需求而相差很大。除了某些晶状体破裂或已经有渗漏（图 403），或是晶状体脱位掉入玻璃体或前房，情况是很紧急的较罕见的病例外，手术都是择期性的。晶状体脱位（图 404）常见的病因为创伤或马方综合征、高胱氨酸尿症、梅毒导致悬韧带断裂，白内障手术通常在门诊局麻下进行。在美国，白内障手术每年都是手术量最多的。刀片或激光进入角膜后，制造一个三平面的切口，以减少渗漏和缝合（图 405）。当切口密封性差，则可能需要缝合角膜切口密封凝胶，后者作用可持续 2～3d。

　　之后，还要去除晶状体前囊（图 406、图 408），连续性撕开前囊膜，多数采用撕囊术，然而，用飞秒激光完成这个操作会更精确。硬性内核很少完整地取出（图 407），为了使通过小切口去除晶体核更简便，手术中都会弄碎内核（图 410）或者用超声乳化仪进行液化，后者有一个尖端，会每秒振动 40000 次

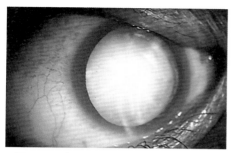

图 403　成熟的晶状体脱位到前房，遮
盖瞳孔和虹膜

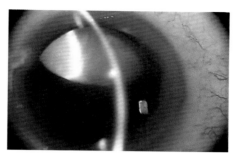

图 404　晶状体脱位

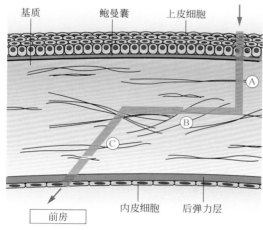

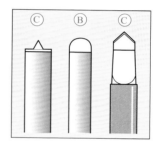

图 405　在白内障手术中通过三面角膜切口进入眼球

A 刀制造一个整齐的、约长 3 ～ 6mm 的中等深度的切口；B 刀制作一个 4mm 长的新月
形角膜薄片；A 刀与角膜刀（C 刀）一起穿入前房

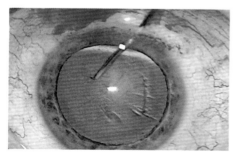

图 406　晶状体前囊切开术

50 个穿刺点现将前囊移除（由 Richard
Tipperman 博士和 Stephen Lichtenstein 博
士提供）

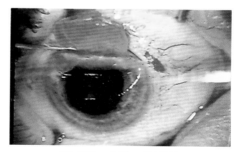

图 407　去除一块硬核

（由 Richard Tipperman 博士和 Stephen
Lichtenstein 博士提供）

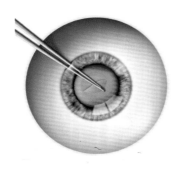

图 408　连续囊袋切开术（撕囊）

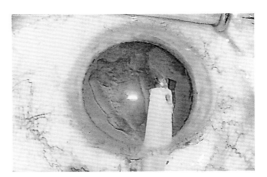

图 409　用超声乳化法去核
（由 Richard Tipperman 博士和 Stephen
Lichtenstein 博士提供）

（图 409）（phaco- 是晶状体的前缀），白内障超声乳化术的缺点在于溶解硬性内核时需要耗费大量的能量，这会导致角膜内皮细胞或晶状体后囊受到损伤。

　　有一种人工碎核的、更加实惠的、白内障超声乳化术在发展中国家应用更广泛，手术过程中将一个硬板放在硬性内核下，在顶部放置劈核器，将其向下推动后把内核分成两块（图 410、图 411），因此，可以通过一个小切口将其移除。

　　在取出内核之后，吸取软性皮质（图 412），此时的眼球称为无晶体眼。大约 +12.0 D 的透镜用于眼睛聚焦，通常镜片都比较厚，而且会把图像放大到比正常眼睛大 33%，因此，会导致两只眼睛视物不能融合。角膜接触镜也会放大图像，但相比于透镜能够减小大小相差悬殊的图像（物像不等），双眼视觉更好。但是角膜接触镜对于老年患者而言非常不便。因此，植入约 +18.0 D 丙烯酸晶状体或硅酮晶状体以恢复远距离视力，此时的眼称为人工晶状体眼。常用 A 超扫描测量眼的前后直径，所测得的长度与验光仪测得的角膜曲率，为人工晶状体植入时提供最精确的所需数值。目前，正在评估人工晶状体的使用对 7 个月大的婴儿的安全性，而 2 岁之后已广泛应用人工晶状体，7 岁之后使用人工晶状体就更加普遍。

　　晶状体常会选择放置在虹膜后部（图 413 ～图 415），除非后囊或悬韧带已被撕裂或不足以支撑晶状体，才会选择放置在虹膜前部（图 416），这时，眼主要用于视远，因此，需要同时配置一副眼镜视近物。

　　既能视近物又能看远景的人工晶状体称为多焦点人工晶状体，通常比较昂贵，只适合约 8% 的未戴过眼镜的患者，而且会引起眩光。有一种带有交替环的、具有不同屈光率（图 418）的、人工晶状体，还有一种可通过改变它的位

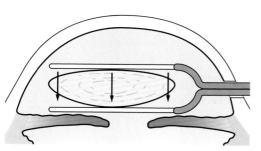

图 410 脱位到前房后手动的晶状体核
粉碎术

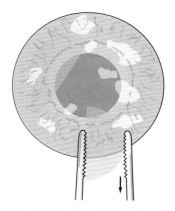

图 411 在硬核分开后用有齿镊取出，
白色皮质仍需吸除

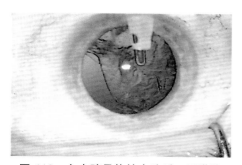

图 412 白内障晶体核去除后，用灌注
和抽吸的方法去除周围的皮质
（由 Richard Tipperman 博士和 Stephen
Lichtenstein 博士提供）

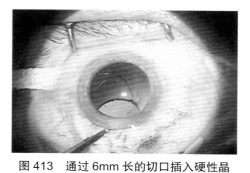

图 413 通过 6mm 长的切口插入硬性晶
状体
（由 Richard Tipperman 博士和 Stephen
Lichtenstein 博士提供）

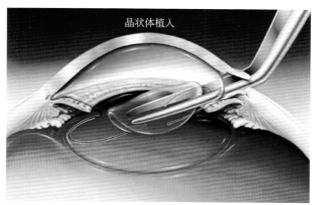

图 414 首选方法为经 3.2mm 切口插入折叠式植入物

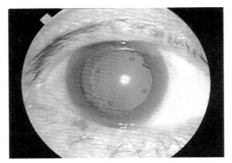

图 415　位于虹膜后囊袋内的人工晶体是首选

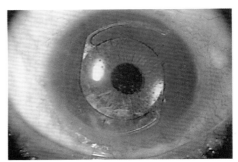

图 416　手术过程中出现后囊受损，后囊无法为人工晶体提供支撑时，常使用前房型人工晶体

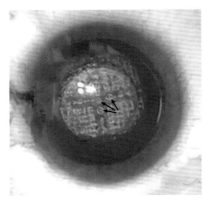

图 417　外科医师在飞秒激光 - 辅助网格碎片中可以软化核，从而使晶状体乳化法运用的破坏性超声波功率更少
（由 Richard Tipperman 博士提供）

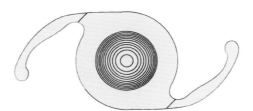

图 418　ReSTOR 多焦点人工晶体有 12 级不同的聚焦点，具有从远到近的聚焦功能，它可能引起光晕和眩光，夜间更明显

置、刺激睫状体肌肉（图 419），从而改变其屈光力。对于有明显的散光的患者而言，可能需要价格更加昂贵的散光晶体（图 420），必须注意调整轴线及预防术后发生转动。

激光辅助白内障手术

在 2014 年，5% 的白内障患者接受了激光手术治疗，不断增加的费用及额外的时间使得常规使用飞秒激光辅助白内障摘除术颇具争议，支持者引用四大优点：

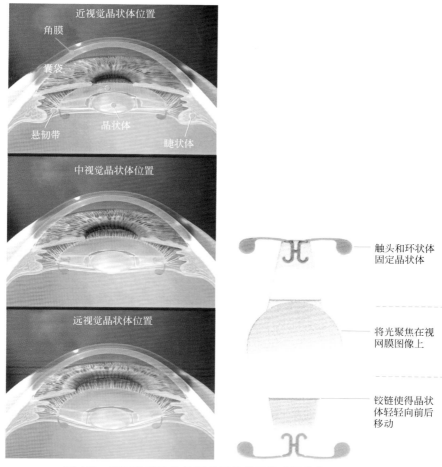

近视觉晶状体位置

角膜

囊袋

悬韧带　晶状体

睫状体

中视觉晶状体位置

远视觉晶状体位置

触头和环状体固定晶状体

将光聚焦在视网膜图像上

铰链使得晶状体轻轻向前后移动

图 419　通过睫状体收缩调节晶体前后移动调节焦距以便视近

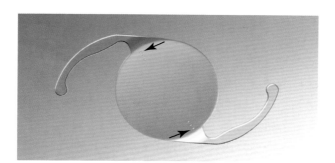

图 420　AcrySof IQ 环面人工晶状体；首先常在角膜标记散光的轴向，然后植入人工晶体，晶体上标记与角膜标记对齐

（图片由艾尔康实验室有限公司提供）

1. 激光使撕囊术更加简便（撕囊术），手动完成"截囊"（图 406）或连续环形撕囊（图 408）术难度较大，且在撕囊尺寸及囊袋形状等方面很难做到和激光手术一样精确。

2. 仅用传统的晶状体碎核术进行晶状体硬性内核的乳化需要额外的超声能量。利用激光使内核预软化和分段（图 417）则所需能量更少，从而可以保护眼内结构，尤其是角膜内皮，其制造的碎片大小也更容易预测，吸入到超声乳化头也更好预测。

3. 在白内障手术（用刀片）中，可矫正高达 1.50 D 的散光，在角膜缘 2～3 点处制造一个或两个非全层精确的角膜缘松解切口（图 72），有些人认为激光比刀片更加精确。

4. 大多数白内障手术都是通过长约 3mm 的周边透明角膜切口进入到眼内后完成后续操作的，最初的报告显示激光切开的切口可能不容易使伤口渗漏，但是，这一观点颇具争议。

白内障手术的并发症

1. 约 30% 的患者在白内障摘除手术后数月到数年内出现后囊浑浊，称为继发性白内障（图 421），可用 YAG 激光切开治疗（图 422）。

2. 在 0.3%～3.0% 的患者中，如果悬韧带发生了撕裂，植入物可能会发生脱落（图 423、图 424），这些植入物必须与虹膜、巩膜缝合，或放在虹膜前部以得到眼内结构的支撑（图 425）。

3. 角膜内皮可能会受到损伤，从而进一步导致角膜水肿（图 245），这也是需要进行角膜内皮移植手术 -DESK 的最主要病因（图 252～图 256）。

4. 1%～2% 的接受白内障手术的患者可能会发生视网膜脱离（图 531、图 532）。

5. 感染性眼内炎（图 426、图 427）是一种十分严重的、具有潜在致盲性的白内障并发症，也是任何一种角膜穿通伤或眼内注射的并发症。此类患者需要进行房水或玻璃体细菌培养。立即进行局部、结膜下或玻璃体内注射抗生素治疗。幸运的是，此类疾病发病率很低，通常接受白内障手术的患者中其发病率大约为 1/1000。

6. 2%～60% 的接受白内障手术的患者可能还会出现黄斑水肿，在术后发生视力下降，但几乎所有患者都能治愈。

为了获得培养的样本及防止形成增生膜，进一步引起玻璃体视网膜牵引导致视网膜脱离，通常需要做玻璃体切割术。

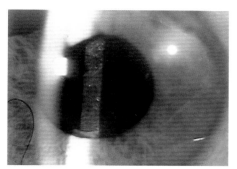

图 421　继发性白内障

（由 Richard Tipperman 博士和 Stephen
Lichtenstein 博士提供）

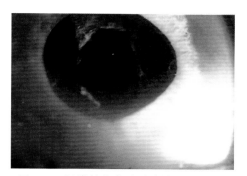

图 422　继发性白内障后囊的 YAG 激光
晶状体囊切开术

（由 Richard Tipperman 博士和 Stephen
Lichtenstein 博士提供）

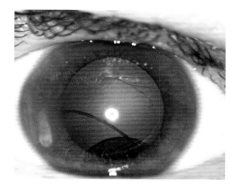

图 423　部分囊袋损伤后人工晶体脱位

（由 Elliot Davidoff 博士提供）

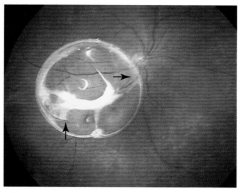

图 424　晶状体植入（晶状体襻）和在部分区域受创伤性撕裂后囊袋脱位到玻璃体内

（由 S. Parthasarethi 博士及 Arch. Ophthalmol, 2007. 9, Vol. 125, 1240 提供，美国医学学会
2007 年版权所有）

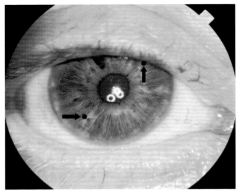

图 425　后房型人工晶体脱位及将晶体襻缝合到虹膜，巩膜也是常见的缝合部位，尽管后者需要花费更长的时间，但其最终结果相似

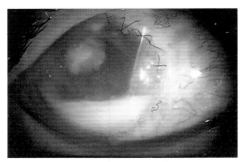

图 426　白内障术后眼内炎伴前房积脓

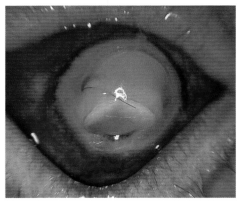

图 427　严重的眼内炎伴明显的前房晶状体植入后脱位
（由威利斯眼科医院 CRA Julia Monsonego 提供）

第 7 章
视网膜和玻璃体

视网膜解剖

　　视网膜是眼的感觉层，从视盘起向锯齿缘处延伸（图 428 ～图 431）。

　　光照刺激 12 亿个位于周边部视网膜的视杆细胞，视杆细胞对光刺激很敏感，是黑暗环境下视物的关键。主要位于中心凹和黄斑的 500 万个视锥细胞对于色觉和阅读所需的敏锐视力很重要，这两种类型的受体将信息传递到视网膜表面的神经节细胞，神经节细胞轴突在视神经处出眼部，前者在颅内形成突触（图 432）。

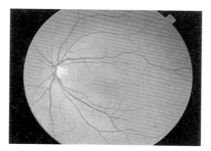

图 428　后部视网膜标记

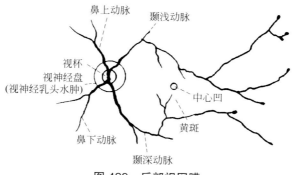

图 429　后部视网膜

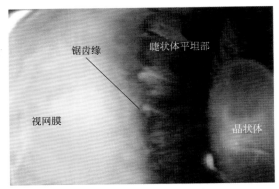

图 430　周边视网膜的毛截面

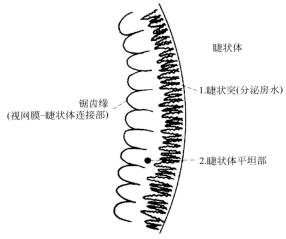

图 431　周边视网膜

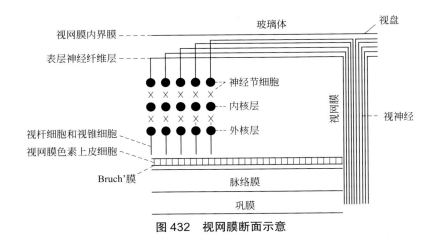

图 432　视网膜断面示意

黄斑

黄斑富含视锥细胞，是视网膜最敏感的区域，视网膜血管在黄斑边缘终止，其中心为无血管的凹陷，称为中心凹，中心凹可产生光反射。光反射会随年龄逐渐减弱，存在视力障碍的年轻人出现光反射消失则提示黄斑功能障碍。如果黄斑受损，则视力最高也只能达到 20/200。

视盘

视盘通常呈橘红色，其中心呈黄色的杯口状，称为视杯，其内有视网膜动脉、静脉通过，并在视盘表面发生分叉。在正常情况下，也能看到视盘边缘有视网膜色素上皮增殖（RPE）（图 433）。

轴性近视患者的眼轴长度较正常人稍长，视网膜可能从视盘边缘脱离，暴露出巩膜，称为近视性弧形斑或月牙斑（图 434）。高度近视患者视力通常大于 10 D，称为病理性近视，此类患者的视网膜被牵拉得很薄，以至于某些区域视网膜缺失，从而导致失明。在黄斑处可能会发生与之相关的出血，称为富克斯斑（图 435）。

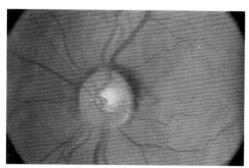

图 433　正常的豹纹状眼底（棋盘格状的）及视盘周围的色素、深色的脉络膜

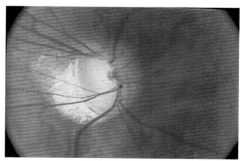

图 434　正常近视患者视盘边缘弧形斑（月牙形）

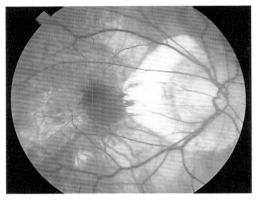

图 435　病理性近视最常见于 10D 以上的屈光不正的患者

　　在正常情况下，髓鞘覆盖在视神经上，可延伸到视网膜处，如果出现髓鞘呈白色火焰状斑块，遮盖视网膜边缘，则会出现良性视盘病变（图 436）。脉络膜小疣（图 437）也能遮盖视盘边缘，脉络膜小疣体积较小、呈圆形、半透明样，由玻璃样沉淀物组成，通常是钙化的，其发病率为 0.3% ～ 0.7%，当脉络膜小疣出现的部位较浅时，很容易鉴别，但是，病变较深时则需要 B 超和 CT 扫描以显示钙化部位（图 448、图 449），这类病变可能会损害神经纤维，并进一步导致盲点扩大。

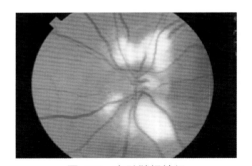

图 436　有髓鞘视神经

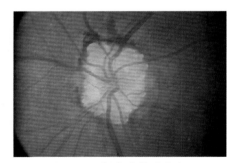

图 437　视盘脉络膜小疣

眼底检查

　　眼底是眼睛的内部结构，常需要用检眼镜检查，在检查过程中往往需要散大瞳孔。托吡卡胺（0.5% ～ 1%）可以使瞳孔括约肌发生松弛，由于托吡卡胺起效较快（5 ～ 10min）且作用较强，往往是散大瞳孔的首选药物。去氧肾上腺素（2.5% ～ 10%）可以刺激瞳孔开大肌，其作用较弱且起效时间较长

（30min）。去氧肾上腺素优点在于相比于其他药物，其导致患者视物模糊程度较轻，所以不会影响诊治结束后患者顺利开车回家。当怀疑有比较严重的视网膜疾病时，两种药物通常会联合应用。

黄斑检查通常在最后进行，以减少瞳孔缩小及不适感。

在检查后部眼底时常选用单眼检查的直接检眼镜（图438），而眼底的后半部分是视网膜最容易发生病变的部位。近视眼用凹透镜（红色），远视眼则要用凸透镜（黑色），尽量接近要检查的眼睛，用一只手提起患者的上眼睑，同时另一只握有检眼镜的手减少摆动。

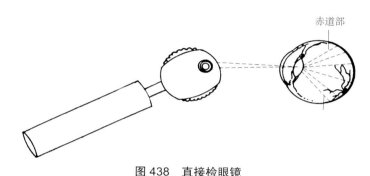

赤道部

图438 直接检眼镜

双目间接检眼镜（图439）由戴在头上的光源、显示倒置的三维图像的检查视网膜的手持镜片组成，在食指上戴一个小顶针使巩膜缩进后，能看到锯齿缘处的视网膜裂孔及视网膜脱离。

三面镜（图440）结合裂隙灯检查，可以详细地看到整个视网膜的立体图像，这对研究视网膜每一层的微小变化及评估视杯时极其有用，其缺点在于需要在眼内滴麻醉剂和凝胶溶液。

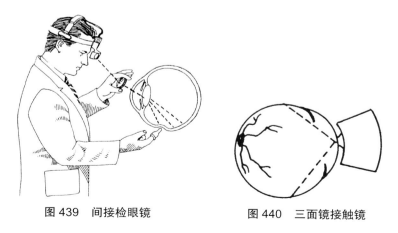

图439 间接检眼镜　　　　图440 三面镜接触镜

荧光素血管造影术

静脉注射荧光素染料，当通过视网膜循环时，快速拍摄一连串的眼底图像。在评估视网膜循环时可以显示血液流速、毛细血管渗漏情况、染色的组织、无灌注区域及新生血管的形成，而在正常情况下，视网膜血管不会出现渗漏。随着非侵入性光学相干血管造影术的不断改进，可以减少此类有创检查（图441、图442）。

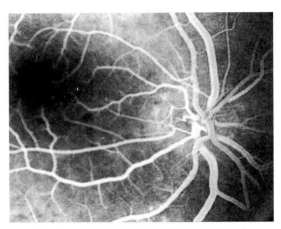

图441 荧光素眼底血管造影的正常图像
黄斑中心凹的血液供应来自视网膜血管；视网膜中心凹的血液供应来自底层的脉络膜毛细血管

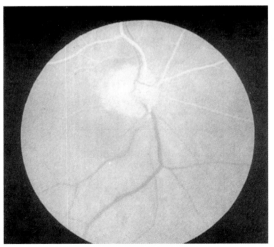

图442 视网膜分支动脉阻塞荧光素眼底血管造影
在15.4s后阻塞分支动脉无灌注

视盘水肿

视盘水肿是由于颅内压增高影响液体从眼睛流出导致视神经肿胀，通常是双侧的，且往往比较严重，眼内充血会导致肿胀、视盘隆起伴边缘模糊。随病变进展，静脉变得充盈，在视乳头周围呈现火焰状出血及棉絮状渗出斑。

80% 的正常眼睛的视网膜血管在视杯处出眼球时有细微的脉动，如果肉眼看不到搏动，可以对眼球施加轻微的压力（通过眼睑），这一方法往往都能检测到血管搏动。而视盘水肿患者不能看到细微的脉动，在施加压力之后也不能检测到。视盘肿胀伴水肿会损伤其周围的视网膜（图443、图445、图447）、使盲点扩大（图446），这两点有助于监测病变是否发生进展或缓解。颅内压增高通常会引起头痛、神志不清、恶心及视力障碍。如果颅内压增高累及第六对颅神经则会引起复视。长期的颅内压增高会对大脑及视神经造成永久性损伤，最常见的病因有药物的副作用，如四环素、过量的维生素及治疗严重的痤疮及银屑病的类视黄醇。脑肿瘤、脑出血及感染也能使颅内压增加。

原发性颅内高压（脑假瘤）最常见的病因为视盘水肿，年轻的超重女性中比较常见，在常规眼科检查时发现视盘水肿后可确诊（图445）。

假性视盘水肿

有很多疾病会有类似视盘水肿样病变，因此，在诊断视盘水肿时，必须排除这类疾病。

视神经炎导致的视盘肿胀（图112）可表现为马库斯·冈恩瞳孔和中心视觉丧失，然而，视盘水肿的早期瞳孔正常且除非出现黄斑水肿（图443、图444）或视神经萎缩，否则都不会导致视力丧失。早期视盘水肿很容易与视盘脉络膜小疣（图437、图448、图449）和有髓鞘的神经纤维的脉络膜小疣（图436）混淆，这几类疾病都会引起视盘边缘模糊及盲点扩大（图446）。然而，在荧光素眼底血管造影检查时，只有视盘水肿有荧光素渗漏（图444）。远视眼可能也有视盘缩小且边缘模糊，但是荧光素血管造影检查时也不会有荧光素渗漏。而视盘水肿的患者则由于视网膜中央静脉闭塞（图478）可进一步导致视盘边缘模糊及棉絮状渗出斑。但是，发生了视网膜中央静脉闭塞后，其火焰状出血可延伸出周边视网膜，视力损伤就会更严重。恶性系统性高血压（血压达220/120mmHg）也会引起视网膜发生视盘水肿样病变，出现这种情况时，需要

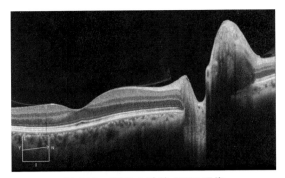

图 443　视盘水肿的 OCT 图像

视盘边缘隆起和低反射（黑色）区域与视盘及其周围的水肿液相对应（由威利斯眼科医院，OCT-C, Elizabeth Affel 提供）

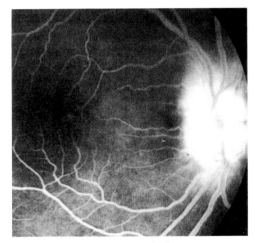

图 444　荧光素造影

视乳头水肿及周边渗漏

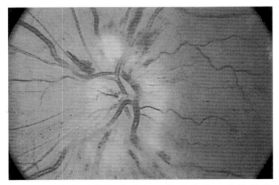

图 445　视盘水肿伴视盘隆起、静脉充盈、火焰状出血

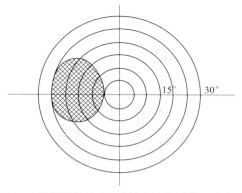

图 446　正面视野计屏可以精确地检测生理盲点扩大
视野缺损与生理盲点的扩大对于诊断视盘水肿有重要意义。该法测脑脊液压力明显优于
具有高风险的连续脊髓穿刺

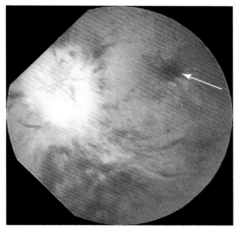

图 447　维生素 A 中毒引起的视盘水肿伴星状黄斑（↑）

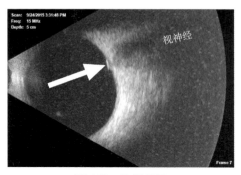

图 448　B 超显示
视盘处钙化玻璃疣强回声（由 UMDNJ. Jonathon Prenner 博士提供）

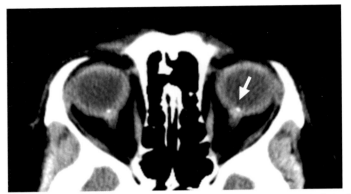

图 449　在检查被认为是视盘水肿而不是显示钙化的视盘玻璃膜疣时，
进行 CT 扫描

（由俄亥俄州立大学医学院 Elliot Davidoff 博士提供）

通过对有视盘边缘模糊的患者测量血压进行鉴别（图 454）。眼眶疾病会减少眼内静脉血排出量，并引起视盘肿胀，其病因包括眼眶肿瘤、感染。同时也要考虑到特发性眶部炎症，也称为炎性假瘤（图 213）。不能把特发性眶部炎症与脑假瘤混淆。在眼眶疾病中，眼球突出可作为定位标志。海绵窦疾病也能阻碍静脉回流（图 76、图 136）。

视网膜血管

视网膜血管壁通常是透明的，因为其内含有血液，因此能够直接观察眼底的血管，动脉硬化的患者的视网膜血管壁发生硬化，逐渐出现银光反射（见封面图片）。

当出现系统性红斑狼疮（图 4）、肉瘤样病变（图 378）、巨细胞病毒感染（图 390、图 501）、镰状红细胞病（图 451）等感染性疾病时，血管壁也会变白，受损的血管壁最终进展成永久性的白色鞘膜和螺纹状的管腔。视网膜中央动脉闭塞等疾病出现的血流量损失也会导致这种病变（图 464）。

视网膜动脉、静脉闭塞及增殖性糖尿病视网膜病变引起的缺血导致眼内毛细血管异常增生，尤其在视盘及其周围容易出现毛细血管增生（图 471），其病因主要是释放了血管内皮生长因子（VEGF）。全视网膜光凝术（PRP）可用于损害大面积缺血的视网膜，因此，需要减少需氧量及 VEGF 的分泌量。通常在两个治疗间期，每只眼睛总共可用到 1500 个光凝点（图 450）。

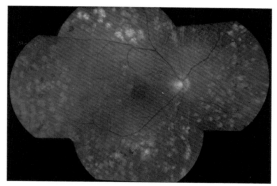

图 450 PRP 运用氪激光在视网膜表面凝固 1500 个光凝斑，光凝时应避开黄斑中心凹
该法也可用于增殖性糖尿病视网膜病变

迄今为止，有三种抗 VEGF 的药物——兰尼单抗（诺适得）、贝伐单抗（安维汀）及阿柏西普（埃利亚），当这 3 种药物注入玻璃体内，会使异常血管消退。目前，这 3 类药物是治疗湿性黄斑变性及视网膜血管闭塞、糖尿病视网膜病变导致的黄斑水肿的一线药物（图 494、图 495）。

镰状细胞性血红蛋白病会导致红细胞在缺氧条件下形成镰刀状（图 451 ～图 453），镰状细胞性状（HbAS）影响 8% 的非洲裔美国人，其中 0.4% 患有镰状红细胞病（HbSS）、0.2% 患有 HbSC 病。在发生梗死的苍白区域视网膜新生血管形成类似"海扇"样改变，通过在患者的血液内添加脱氧剂可以确诊，如果血红细胞呈新月形（镰刀状）则为阳性。

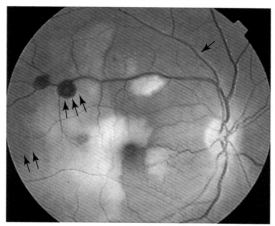

图 451 镰状红细胞视网膜病伴血管炎症（↑），粉黄色斑视网膜内出血引起缺血的视网膜苍白区域（↑↑）和视网膜前出血（↑↑↑）
此病例是一名 26 岁的黑人男性，因急性心肌梗死、肾衰、胆囊炎急诊就诊

高血压视网膜疾病

Scheie 分类		
I	动脉收缩变窄，动静脉比下降	I 和 II 型的动脉硬化、老化程度相似
II	明显的动脉硬化	
III	II 型的基础上可见棉絮斑、渗出液和出血（图 454）	III 型和 IV 型是医疗紧急情况，死亡的可能性很大
IV	恶性高血压，血压 220/120mmHg；III 型基础上可见肿胀视盘和视盘水肿	

在动脉和静脉连接处，两者只有一个共同的鞘膜，由于小动脉壁增厚（动脉硬化），会出现银丝样改变，且相邻静脉会出现压痕，称为动静脉缩窄（图 455），这一病变会进一步导致视网膜静脉闭塞。

血压	
正常	< 120/80mmHg
高血压前期	120 ～ 139/80 ～ 89mmHg
高血压（< 60 岁）	> 140/90mmHg
高血压（> 60 岁）	> 150/90mmHg
以上所示是一个大型的、20 年的研究，在美国，半数接受治疗的高血压患者的血压都未能得到控制。	

视网膜静脉阻塞

视网膜静脉阻塞会引起无痛性视力下降伴出血累及周边视网膜（图 478），严重情况下会出现火焰状出血或点状出血（图 455、图 456），并且可持续数年。棉絮样斑块和瞳孔反射降低通常表明有视网膜缺血，而且预后较差，荧光素血管造影和 OCT 血管造影可明确缺血（OCTA；图 459 ～图 461）。有一半的患者会因缺血而刺激 VEGF 的分泌，引起虹膜新生血管的形成，而后者可进一步导致出血和青光眼。并不是所有的新生血管都是不利的。在视盘及视网膜其他地方生长的迟发性的、弯曲生长的、视网膜脉络膜侧支血管可以通过脉络膜途径使阻塞的静脉血流出眼睛（图 457），如果发生了黄斑水肿，

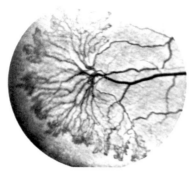

图 452 镰状红细胞视网膜病伴在梗塞
的视网膜边缘有代偿的新生血管形成
[来源：S. B. Cohen 等，Ophthal Surg,
1986, Vol. 17(2), 110-116，经 SLACK 公
司获得转载许可]

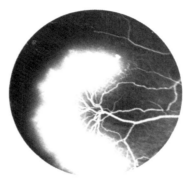

图 453 荧光素眼底血管造影
异常的新生血管渗漏 [来源：S. B. Cohen
等，Ophthal Surg, 1986, Vol. 17(2), 110-
116，经 SLACK 公司获得转载许可]

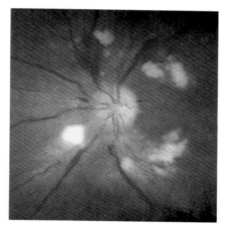

图 454 Ⅲ期高血压性视网膜病变伴棉絮斑、火焰状出血及小动脉收缩

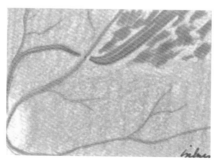

图 455 视网膜分支静脉闭塞伴火焰状出血和动、静脉局部缩窄的图像
由于小动脉壁增厚，动、静脉交通处由锐角变成了直角

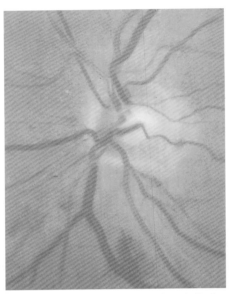

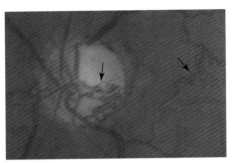

图 457　视网膜中央静脉阻塞 3 个月患者
视盘和视网膜静脉侧支（↑）可助静脉
血流出，这些血管眼底荧光造影时无渗
漏，也不出血（由威尔斯眼科医院 CRA
Julia Monsonego 提供）

图 456　动脉硬化伴部分静脉闭塞导致
静脉下方肿胀及继发性火焰状出血
在视盘上缘可以观察到"银丝"样改变

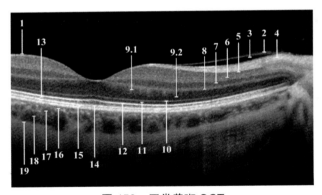

图 458　正常黄斑 OCT

1—内界膜；2—玻璃体后皮质；3—视网膜前部；4—神经纤维层；5—神经节细胞层；
6—内网状层；7—内核层；8—外网状层；9.1—亨利纤维层；9.2—外核层；10—外界膜；
11—肌样区；12—内 / 外段交界区或球区；13—光感受器外段；14—交界区；15—视网
膜色素上皮细胞 /Bruch 复合体；16—脉络膜毛细血管层；17—萨特勒弹性层（脉络膜
小血管）；18—哈勒层（脉络膜大血管）；19—脉络膜或膜交界处
（由 Carl Zeiss Meditec 公司提供）

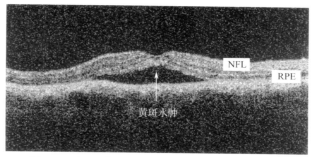

图 459　视网膜静脉阻塞后黄斑水肿的彩色 OCT
测量视网膜减少与视力改善状况从而监测治疗后的反应
RPE—视网膜色素上皮细胞；NFL—神经纤维层

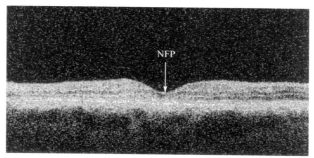

图 460　视网膜静脉阻塞引起的黄斑水肿玻璃体腔注射曲安奈德后的 OCT 图像
视觉得到改善，从 20/400 到了 20/30（由 Jennifer Hancock 提供）
NFP—正常的视网膜中心凹

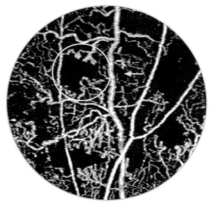

图 461　视网膜分支静脉闭塞伴静脉扩张（↑）及非缺血区域相邻的缺血区域的 OCTA
图像
（由 Carl Zeiss Meditec 公司提供）

可以用视网膜局部激光结合每月玻璃体腔内注射抗 VEGF 药物或激素进行治疗（图 495）。玻璃体内肾上腺皮质激素注射灌注的方法可长期、缓慢释放药物。直到 OCT 检查显示水肿消退时才能停止治疗，治疗过程中也要找出导致患者频繁发作的危险因素，如高血压、血脂紊乱、糖尿病及高凝血症等。

谱域 OCT（SD-OCT）是一种非侵入性的成像设备，OCT 主要通过测量反射光进行成像，图像有彩色的，有黑色的，也有白色的。其中，白色的图像细节部分显示得更加明显，因此，临床上应用更受欢迎。反射较弱的组织或器官显示黑色，常见于眼内真空区域、正常的玻璃体内以及含有囊液和水肿的囊性区域；高反射的组织或器官显示为白色且伴有固态的膜（图 458），血液、脉络膜小疣、RPE、脉络膜痣及冻结组织常显示为白色。其分辨率低至3μm 可以在研究组织时几乎达到细胞水平，常用于辨别视网膜层内的液体，尤其是在怀疑有黄斑水肿时，更是会用 OCT 检查（图 443、图 458～图 460、图 465、图 468、图 490～图 492），在评估视网膜脉络膜的内界膜（图 537）、黄斑裂孔（图 537～图 540）、年龄相关性黄斑变性（AMD）（图 490～图492）、视网膜前膜（图 524～图 528）时，OCT 检查也具有重要的作用。测定流动的血液时，OCT 检查优于荧光素血管造影术，因为前者不仅是非侵入性的，而且能够区分视网膜深部和浅部血管及脉络膜（图 461、图 473～图 476、图 492）。

视网膜动脉阻塞

视网膜动脉阻塞（图 442、图 462～图 465、图 543）会引起突发性的、无痛的视力损伤。颈动脉斑块（图 135、图 545～图 547）或心律失常、心内膜炎、瓣膜病变等心脏疾病会释放正常的血小板或较大的胆固醇栓子（霍伦霍斯特斑块），血小板或胆固醇栓子则会停留在动脉分叉处，淤积的血液形似"厢式车"（图 463）。在严重的情况下，1h 内就会出现不可逆的视力损失，一旦视力损伤超过 12h，视力损伤几乎就无法逆转，最终会导致视神经萎缩（图 464），此时任何眼内的治疗都无法挽救，这时应当嘱咐患者应该对着一个纸袋呼吸以增加 CO_2 浓度，从而使动脉扩张，口服或局部使用药物以降低眼内压力。轻轻地按摩眼睛可以使栓子继续向前移动，然后立即送往眼科医院，医师应立即打开眼前房以进一步降低眼内压，建议患者尽可能至神经内科就诊，因为在接下来的几周内很可能出现其他部位卒中。

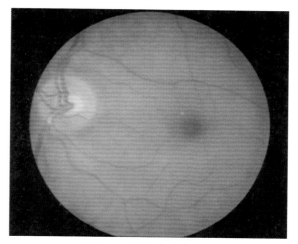

图 462　视网膜动脉阻塞

视盘处可见胆固醇栓子及黄斑中心凹樱桃红点，水肿的黄斑区可见脉络膜血液流入

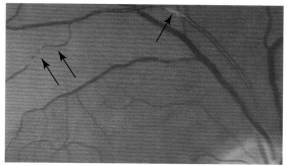

图 463　视网膜分支动脉阻塞伴栓子（↑）及由于血流减少引起的血液沉积（箱式车
　　　　效应，↑↑）

（由威尔斯眼科医院 CRA Julia Monsonego 提供）

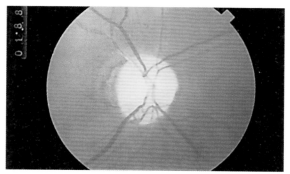

图 464　视网膜动脉阻塞晚期伴视神经萎缩和螺旋鞘状动脉

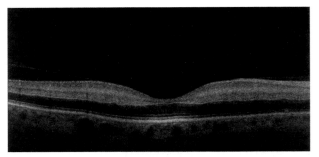

图 465　中央视网膜动脉阻塞伴浑浊肿胀引起的视网膜内层增厚，及水肿引起的外层反射增强

（由 UMDNJ. David Yarian 博士提供）

糖尿病性视网膜病

在美国，大约一半的成年人患有糖尿病或前驱糖尿病，后者的糖化血红蛋白 A_1c（HbA_1c）水平达 100 ～ 125mg/dL。糖尿病患者的 HbA_1c 水平大于 6.5%，空腹血糖可达 126mg/dL，甚至更高，或者餐后 2 小时血糖水平大于 200mg/dL（见后表"近似换算"）。

1 型糖尿病（胰岛素依赖型）主要由胰腺内 B 细胞的胰岛素分泌量增加引起，大部分都是由自身免疫引起的。2 型糖尿病（成年人发病）主要是由细胞胰岛素抵抗引起的，2 型糖尿病占糖尿病患者总人数的 90%，而且多与肥胖和缺少运动有关。两种类型的糖尿病都会引起血糖升高伴视网膜微血管系统受损。

糖尿病视网膜病变通常有 3 个阶段（见封面图片），约 25% 的糖尿病患者会在 10 年后开始出现这种病变，约 50% 的糖尿病患者会在 15 年后开始出现这种病变，约 80% 的糖尿病患者会在 20 年后开始出现这种病变，这一病变出现的时间因血糖控制的情况和生活方式相差很大。

• 1 期　非增殖型或背景性视网膜病是在血 - 视网膜屏障处发生微血管破裂处引起血浆和液体渗漏，最初会出现微动脉瘤、出血点和黄斑白色分泌物（见封面图片；图 466），是糖尿病性视网膜病最常见的视力受损的原因。通常用激光光凝术、玻璃体内注射曲安奈德（激素）或抗 VEGF 药物治疗黄斑水肿（图 467、图 468）。

• 2 期　广泛性毛细血管闭塞（图 471、图 473 ～图 476）引起的增殖前期糖尿病视网膜病变（图 469）会导致视网膜缺血。荧光素血管造影检查可显示棉絮状渗出斑、静脉串珠样改变、点状出血及无灌注区（图 470 和封面图像）。

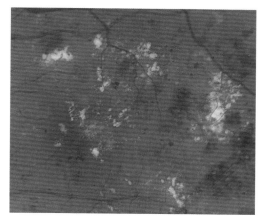

图 466　1 期：背景性视网膜病变伴微动脉瘤、渗出及点状出血

（由威尔斯眼科医院 CRA Julia Monsonego 提供）

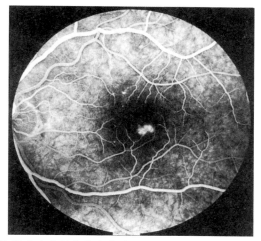

图 467　从微动脉瘤处有荧光素渗漏，而正常的视网膜血管不会渗漏

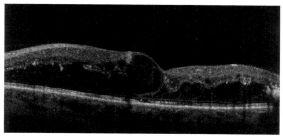

图 468　弥漫性糖尿病黄斑水肿伴视网膜增厚引起的海绵状外观导致的反射减少（黑色）
的 OCT 图像

（由 UMDNJ. David Yarian 博士提供）

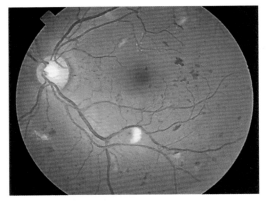

图 469　2 期：增殖性视网膜病变伴棉絮状斑块、小动脉瘤及点状出血

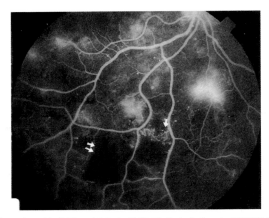

图 470　荧光素眼底血管造影示新生血管的形成（↓），与无灌注的暗区毛细血管
（↓↓↓）相邻

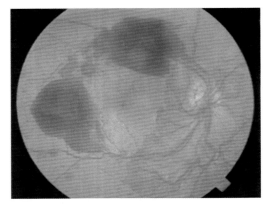

图 471　3a 期：增殖性视网膜病变伴新生血管的形成和前视网膜出血

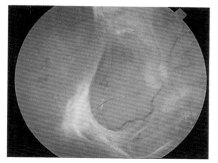

图 472　3b 期：纤维增生，这些膜可能会收缩并引起视网膜脱离

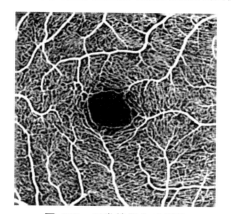

图 473　正常的黑白 OCTA
注意位于无血管的中心凹边缘的相连的毛细血管环
（由 Carl Zeiss Meditec 公司提供）

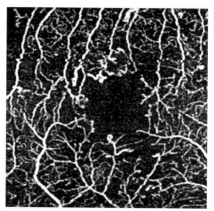

图 474　糖尿病性视网膜病变的黑白 OCTA
微动脉瘤及缺血区域为黑色的无灌注区
（由 Carl Zeiss Meditec 公司提供）

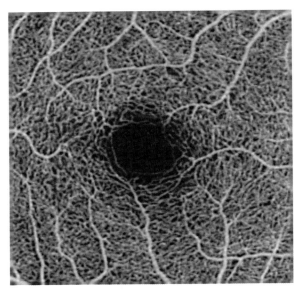

图 475　视网膜中心凹的正常的彩色 OCTA

浅层的视网膜血管为红色；深层的视网膜血管为绿色

（由 Carl Zeiss Meditec 公司提供）

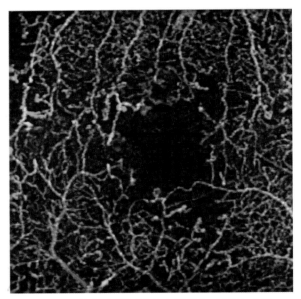

图 476　糖尿病视网膜病变的彩色 OCTA 成像

微动脉瘤及视网膜毛细血管的非灌注的黑色缺血区域（与图 475 相比）

（由 Carl Zeiss Meditec 公司提供）

• 3 期　视网膜缺血性病变区域在视网膜表面生成异常卷曲的新生毛细血管时就意味着发生了增殖型糖尿病视网膜病变，也常见于视盘周围及虹膜处（图 359、图 360）。前者可进一步形成玻璃体出血、使视力完全丧失并且会导致无法观察视网膜，之后会进一步形成纤维膜（图 472），纤维膜收缩则会导致视网膜脱离。PRP（图 450）会损坏部分需氧性的视网膜，从而减少血管内皮生长因子的释放以减少新生血管的形成。PRP 中，在两次治疗期间，1500 个氩激光点分两次光凝，通常几周内新生血管就会消退。玻璃体内注射抗 VEGF药物也会起到同样的效果。3 期主要发生在糖尿病后期，而且与其他严重的全身血管病变相关，其 5 年生存率仅为 56%。糖尿病患者应该每年都要做一次眼科检查，而且都要散瞳检查视网膜，儿童在患糖尿病的最初几年可不做这项检查。

为了减少这些病变的发生，最好保持空腹血糖低于 110mg/dL、血压低于 130/80mmHg（比非糖尿病患者低 10mmHg）、坚持锻炼、保持身材匀称、减少腹型肥胖、保持 HbA_1c 水平低于 6.5%，而且越低越好。HbA_1c 还可以评估前 2 ～ 3 个月的血糖水平。HbA_1c 百分点增加一个百分点，糖尿病并发症的发病率会增加 50%。将收缩压降低 10mmHg，视网膜病变的发生率会降低 40%。少数非糖尿病患者也可能发展为类似糖尿病视网膜病变样轻度视网膜改变，这就表明除了血糖水平外可能有其他因素可以引起这种病变的发生。

近似换算

HbA_1c/%	非空腹血糖的平均值 /（mg/dL）
4	65
5	100
6	135
7	170
8	205
9.5	226
10.0	240
10.5	255
11.0	269
11.5	283

视网膜出血深度

浅层出血

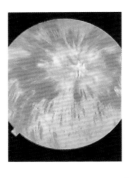

图478 中央视网膜静脉闭塞 随神经纤维层的走形的浅层的火焰状出血,从视盘一直走向边缘,在视盘水肿、高血压、糖尿病、视神经炎中火焰状出血也很常见,但是不像中央视网膜静脉阻塞一样,一直延伸到周边的视网膜

视网膜下出血

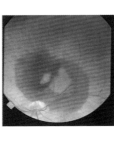

图481 湿性黄斑变性伴视网膜下出血,由于位于视网膜色素上皮下,因此外观为灰白色,红色出血区域为进入到视网膜深层

视网膜前出血

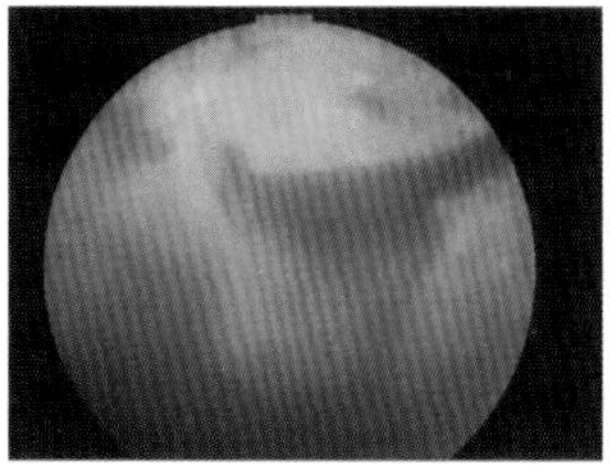

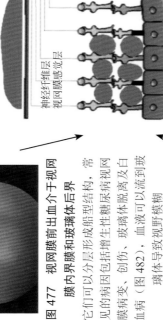

图477 视网膜前出血介于视网膜内界膜和玻璃体后界膜 它们可以分层形成船型结构,常见的病因包括增生性糖尿病视网膜病变、创伤、玻璃体脱离及血病(图482),血液可以流到到玻璃体导致视野模糊

神经纤维层
视网膜感觉层
RPE
脉络膜
巩膜

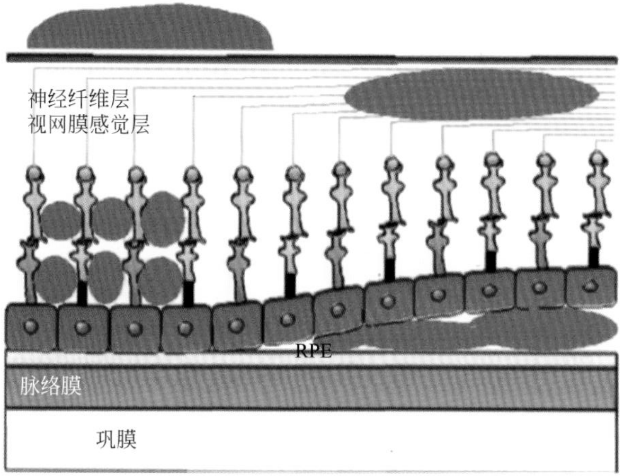

图479 视网膜横截面

视网膜深层出血

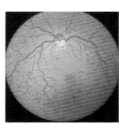

图480 部分视网膜中央静脉阻塞的视网膜内出血

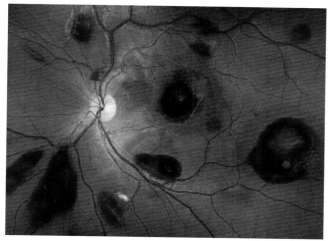

图 482　以白色为中心的视网膜前出血称为罗特斑，可见于贫血、白血病、细菌
性心内膜炎

（由旧金山大学 COT, CRA, Debra Brown 提供）

年龄相关性黄斑变性

年龄相关性黄斑变性（AMD）在 50 岁之后才会出现，是老年患者失明的主要原因，在 70 岁的老年人中有 25% 会出现相关症状，到了 90 岁之后可增加到 90%，其最主要的症状为中心视力缺损。在正常情况下（图 483），RPE 细胞之间紧密相连以保护视网膜感觉层不受脉络膜毛细血管渗漏的影响，RPE 细胞支持视杆细胞和视锥细胞的代谢，收集视觉色素视紫红质再生所需的维生素 A，还会与上覆视网膜神经上皮层之间紧密连接以预防视网膜脱落。

AMD 主要分为两种类型，比较常见的是干性非血管型 AMD，大约可占 AMD 患者总人数的 90%。干性 AMD 患者的布鲁赫膜的有些区域发生分裂，而有些区域加厚伴透明样改变（脉络膜小疣）（图 484、图 485、图 502、图 504），从而发生了退化。黄斑区常见色素斑和中心凹反射消失，位于顶部的玻璃膜疣的 RPE 细胞发生退化。视网膜上覆感觉层的代谢主要依赖于 RPE 细胞层，该层变薄会导致黄斑变性萎缩。如果视网膜萎缩到一定程度，很容易通过检眼镜看到潜在的脉络膜血管。早期的干性 AMD 由于会出现大量局限性的萎缩区域，通过此萎缩区域可以看到脉络膜血管，因此，称为地图状AMD 或地图状萎缩（图 486）。

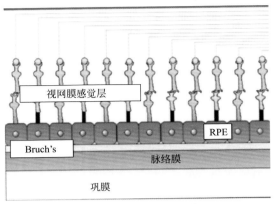

图 483　正常的视网膜

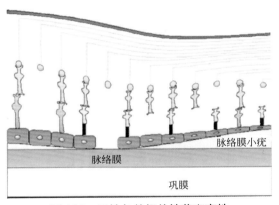

图 484　干性年龄相关性黄斑变性

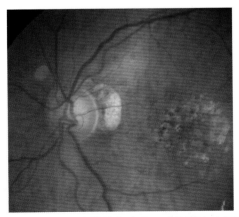

图 485　干性年龄相关性黄斑变性伴色素斑、脉络膜小疣及丧失中心凹反射
（由 Elliot Davidoff 博士提供）

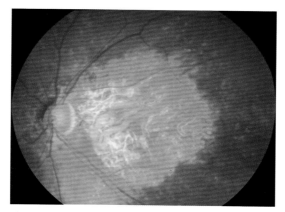

图 486　更进一步的干性 AMD 称为地图样 AMD
在变薄的视网膜色素上皮层下方可见脉络膜血管（由 Elliot Davidoff 博士提供）

干性 AMD 可通过补充维生素 A、维生素 E 和维生素 C 及锌、叶黄素、玉米黄素、ω-3 脂肪酸等进行治疗，这几种可以任意组合食用。这些补充剂会减少 25% 的视力损失，避免吸烟及戴紫外线防护眼镜也很有帮助。

大约 10% 的干性 AMD 可以进一步发展为湿性 AMD，湿性 AMD 会有脉络膜血管的形成（视网膜下新生血管的形成）（图 487～图 492），进行检查的目的就是在这些血管发生出血及引起视网膜色素上皮浆液性脱落之前能够及时诊断，通常表现为暗红色样改变。当这些血管穿透布鲁赫膜和视网膜感觉层时，会表现为亮红色样改变（图 488），最终，出血会纤维化形成的白色瘢痕（图 493），称为盘状黄斑变性。从干性 AMD 进展为湿性 AMD 的早期症状为在阿姆斯勒网格上的直线变为波浪状，患者应该在家密切监测（图124、图551）。

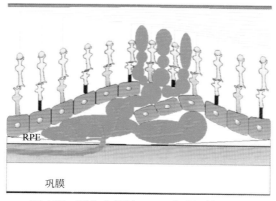

图 487　新生血管性 AMD 称为湿性 AMD

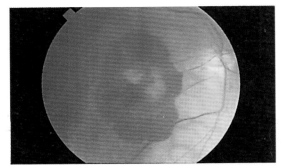

图 488　湿性 AMD 的出血性阶段，可能会引起严重的视力障碍和纤维性瘢痕

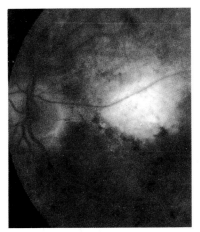

图 489　荧光素眼底造影显示视网膜新生血管膜

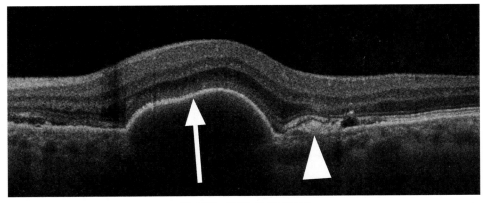

图 490　湿性 AMD OCT

由于水肿（黑色区域）引起的视网膜增厚；色素上皮脱离（↑）伴明显的隆起；脉络膜
血管穿透色素上皮层（△）

（由 UMDNJ David Yarian 博士提供）

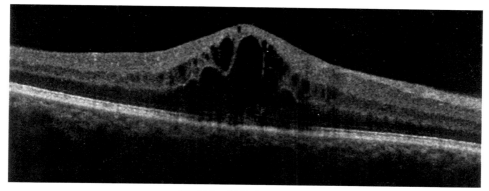

图 491　湿性 AMD OCT

黄斑囊样水肿；这种包囊型的水肿也见于糖尿病、视网膜静脉阻塞、葡萄膜炎，在
2% ～ 60% 的白内障手术术后阶段最常见

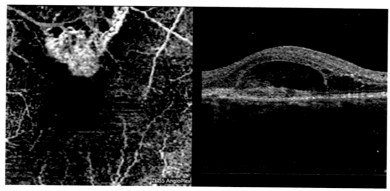

图 492　AMD 的 OCT 成像

脉络膜新生血管的形成

（由 Carl Zeiss Meditec 公司提供）

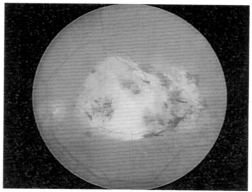

图 493　晚期的湿性 AMD 伴盘状斑痕及出血

湿性 AMD 的早期处理方法是每个月或每两个月玻璃体腔内注射抗 VEGF 药物，如兰尼单抗（诺适得）、贝伐单抗（阿瓦斯丁）或阿柏西普等（图 494、图 495），用药时间的长短尚未确定。这类药物可拮抗 VEGF，从而使异常血管消退。

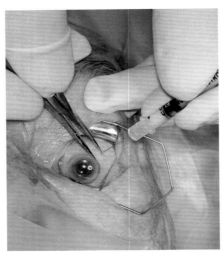

图 494　睫状体平坦部注射抗 VEGF 药物以治疗湿性 AMD
量角规测得据角膜缘 3.5mm 处，该处为视网膜和睫状体血管网之间
（由 Elliot Davidoff 博士提供）

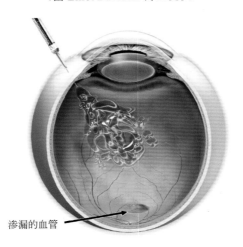

渗漏的血管

图 495　玻璃体腔内注射在美国已经成为最常见的眼内操作，在白内障手术中更是如此
除了最常见的注射到玻璃体腔内的抗 VEGF 药物外，其他的还有类固醇曲安奈德和地塞米松，常用于治疗疱疹和巨细胞病毒的抗病毒的更昔洛韦和膦甲酸，抗生素万古霉素、头孢他啶、阿米卡星，及抗真菌的两性霉素 B

如果经抗 VEGF 药物治疗后仍不见好转，则可用激光光动力疗法，由静脉内注射的维替泊芬（光动力治疗药）使其聚集在脉络膜血管中，然后对血管用低能量激光使燃料活化，从而使血管内的大部分细胞发生凋亡，但相邻的视网膜也会受到损伤，因此，激光治疗常用于非中央水肿的患者，因为非中央水肿的视网膜与黄斑中心凹的距离相对较远，可以减少对视力的损伤。除了湿性 AMD 外，维替泊芬（光动力治疗药）也常用于病理性近视和组织胞浆菌病（图 380）的脉络膜新生血管的形成，同时可以在玻璃体内注射曲安奈德（激素）以减少发生炎症反应。

青少年遗传型黄斑变性是黄斑变性较罕见的形式，其病因主要包括斯特格病（最常见）、脉络膜视网膜炎、感染及习惯直接凝视太阳等。作为医师，应当让患者确信他们不会完全失明，但是中心视力会受损，视力一般会下降到 20/400。

中心性浆液性脉络膜视网膜病变

中心性浆液性脉络膜视网膜病变（图 496 ～ 图 499）是指 RPE 层出现缺损引起脉络膜液进入视网膜感觉层，是一种黄斑病变，患者大多数为 25 ～ 40 岁的青壮年男性，男女之比为 6：1，糖皮质激素和压力是引起本病的诱因，主要症状为视力下降和视物变形，阿姆斯勒方格检查线条为波浪状（图 551），用检眼镜检查时视网膜呈椭圆形隆起。常通过荧光素血管造影术（图 497）或微创的 OCT（图 499）检查进行确诊，80% ～ 90% 的患者视力会在数月内恢复，如果脉络膜液渗漏一直未停止，持续 6 个月时，可考虑用光动力激光疗法进行治疗。

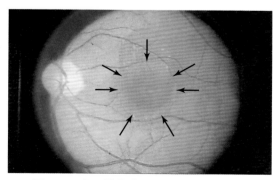

图 496　中心性浆液性脉络膜视网膜病变

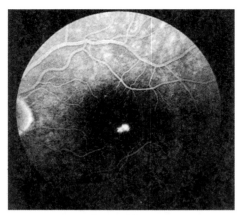

图 497　中心性浆液性脉络膜视网膜病变中从 RPE 渗漏荧光素，
常表现为单一的"烟囱"状表型

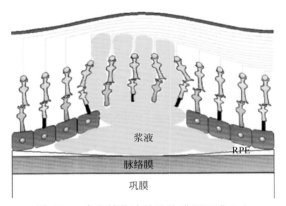

图 498　中心性浆液性脉络膜视网膜病变

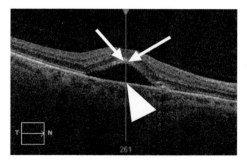

图 499　中心性浆液性脉络膜视网膜病变的 OCT

视网膜下液体；色素上皮分离（隆起处）（↑↑）和脉络膜毛细血管增厚伴
RPE 细胞减少（△）
（由 David Yarian 博士提供）

白色和黄色的视网膜病变

炎性细胞

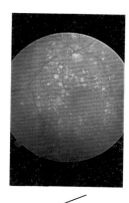

图 501 巨细胞病毒视网膜炎的白色、炎性细胞
（由纽约眼耳医院的 Joseph Walsh 博士提供）

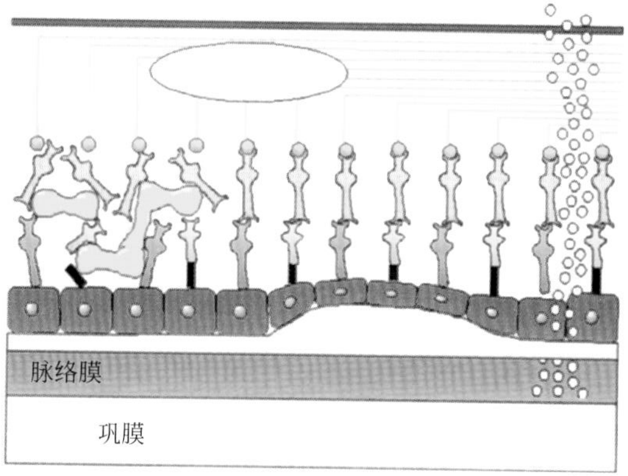

视网膜小疣

图 504 因布鲁赫膜增厚及上覆的 RPE 变性导致的早期黄斑变性中的视网膜小疣
小疣呈暗淡、白色、圆形、通常为双侧均匀分布；有时候容易与蜡状渗出液混淆，后者为黄色、形状不规则则分布

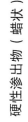
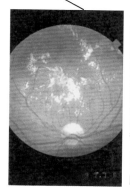

图 502

脉络膜
巩膜

棉絮斑

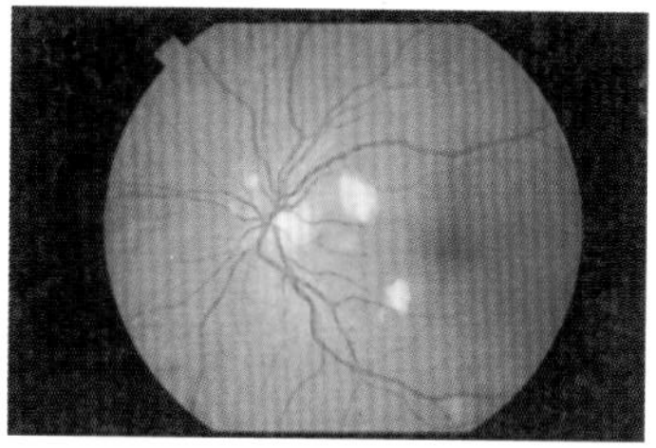

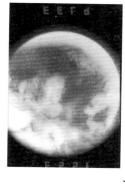

图 500 艾滋病患者的棉絮斑
毛细血管浅小动脉闭塞导致表面的神经纤维层梗死：这些白色的、云朵状的病变群位于视盘周围，并掩盖了其下层层的视网膜

硬性渗出物（蜡状）

图 503 背景性糖尿病性视网膜病变渗出液
从位于不规则状、蜡样、淡黄色的脂蛋白残余后的血管流出液体，在糖尿病和视网膜静脉阻塞中最常见

弹力纤维性假黄瘤

　　弹力纤维性假黄瘤是一种系统性疾病，该病患者可能伴有心血管病变、胃肠道出血及颈部松弛皮肤皱褶松弛（图 506），眼底检查时会有眼底血管样条纹（图 505），后者也可见于埃勒斯 - 丹罗斯综合征、派杰病及镰状红细胞病。

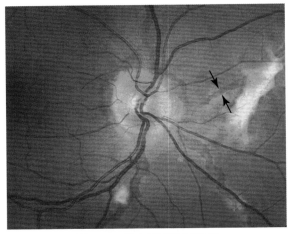

图 505　弹力纤维性假黄瘤
从视乳头周围区发出的斜条纹穿过布鲁赫膜（↑）
（由威利斯眼科医院的 CRA Julia Monsonego 提供）

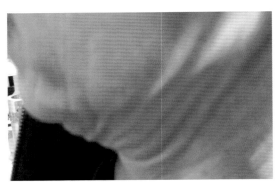

图 506　弹力纤维性假黄瘤与埃勒斯 - 丹罗斯（ED）综合征相混淆
两者都有皮肤弹性的病变（颈部皮肤松弛）、动脉瘤、蓝色巩膜、视网膜血管样条纹；
埃勒斯 - 丹罗斯（ED）综合征的特点在于患者关节过度伸展

白化病

白化病是指遗传性色素减退性疾病，分为多种类型，在所有的类型中眼部常见的症状有畏光、视网膜色素减退（图507）及手电筒照射角膜缘可见虹膜透射光（图508），除此之外还可以见到眼球震颤、黄斑发育不良伴黄斑中心凹消失、视力下降、屈光不正、免疫力下降、头发及皮肤色素沉着减少（图509）。

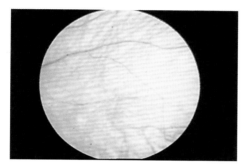

图 507　白化病眼底

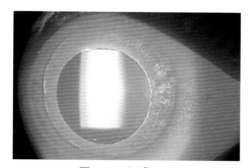

图 508　虹膜透照

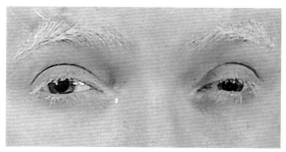

图 509　白化病头发和皮肤

视网膜色素变性

视网膜色素变性（图 510～图 513）是一种渐进性的遗传性视杆细胞和视锥细胞变性性疾病，遗传方式包括常染色体显性遗传、常染色体隐性遗传和 X 染色体隐性遗传。其病变始于视网膜周边，因此最初受损的视力为周边视力和暗视力，即便患病已数年，中心视力一般都不会受到影响。视网膜的色素变化与骨骼触觉小体相似，可用视网膜电图进行确诊。

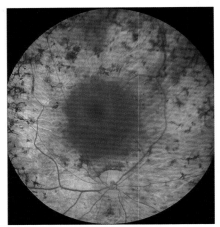

图 510　视网膜色素变性伴骨细胞样色素沉着
（由 John Fingert 博士及 Arch Ophthalmol, 2008. 9, Vol. 126, No. 9, 1301-1303 提供）

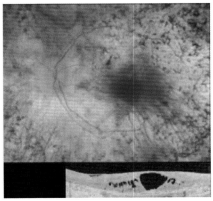

图 511　在 OCT 上可以清楚地看到视网膜色素变性伴黄斑囊肿
（由密西根安阿伯市凯洛格眼科中心，CRA, OCT-C, Alexis Smith 提供）

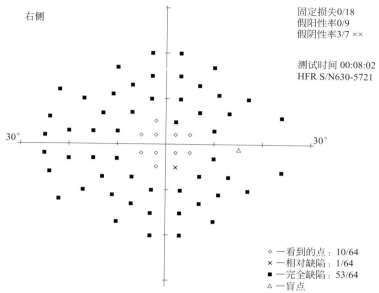

右侧

固定损失0/18
假阳性率0/9
假阴性率3/7 ××

测试时间 00:08:02
HFR S/N630-5721

30°   30°

◇ 一看到的点：10/64
× 一相对缺陷：1/64
■ 一完全缺陷：53/64
△ 一盲点

图 512   视网膜色素变性晚期发生视野狭窄

黑色区域表明视野缺损

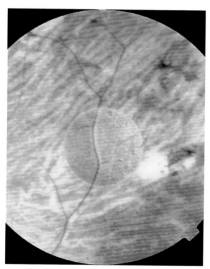

图 513   视网膜色素变性（注意黑色的色素性视网膜炎典型的色素块）

（由 Alan 和 Vincent Chow 提供）

目前，研究人员采用在视网膜下或视网膜外层植入硅芯片，将光能转化成电能的方式，保留患者的部分视力（图 513）。最近，美国食品药品管理局批准了阿耳戈斯二代表层型人工视网膜。

视网膜母细胞瘤

视网膜母细胞瘤是一种视网膜恶性肿瘤，常见于 2 岁的幼儿，大多数是由基因突变引起的，幸存者可能是通过孟德尔显性遗传方式获得，患者视网膜上可见到一至数个白色隆起的包块，30% 可双侧均出现（图 514）。CT 扫描通常可见到肿瘤内有钙化组织。在过去，眼球摘除术（图 394）是此类疾病主要的治疗方法，而现在则不断挽救患者的部分视力，并用眼动脉内注射化疗药物、放射治疗、激光治疗、冷冻疗法、玻璃体腔内注射化疗药物等方法取代过去的眼球摘除术。所有婴儿在出生后 3～6 个月应该检查瞳孔红光反射，正常情况下为两侧对称的清晰的红色反光（图 515）。

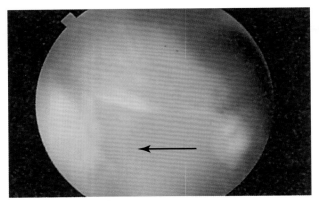

图 514　视网膜母细胞瘤
（由 David Taylor 提供）

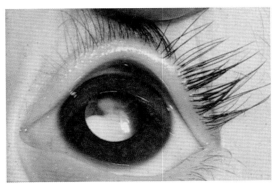

图 515　视网膜母细胞瘤导致的白瞳症（白色瞳孔）

早产儿视网膜病

早产儿视网膜病（ROP）常见于体重小于1500g或妊娠少于28周的早产儿，早产儿给氧后其发病率更高。

正常情况下，视网膜血管化是从外周开始进展的，出生后1个月内就停止属于不正常现象，而给新生儿提供氧气会抑制正常的视网膜新生血管的形成，当停止供应氧气时，无血管的周边视网膜会刺激新生血管的形成（图516、图517），而此时出现的新生血管是异常的，可能会出现出血，从而导致玻璃

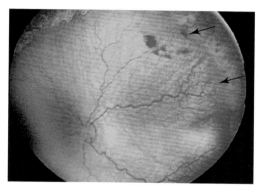

图516 3期早产儿视网膜病（ROP）

注意分界线处正常的视网膜血管停止生长（↑）；在最开始只是一个平整的线（1期），然后在异常的血管开始生长（3期）之前形成一个隆起线（2期），激光疗法在阻止进一步发展为视网膜脱离的4期具有很大的希望

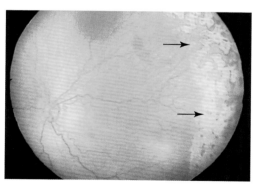

图517 在缺血视网膜周围用激光治疗后异常的血管消退、出血部位吸收（↑）

（由Anna L. Ellis博士及Arch Ophthalmol, 2002. 10, Vol. 120, 1405提供；美国医学学会2002年版权所有）

体积血伴纤维增生，有时甚至能牵拉视网膜（图518），引起视网膜脱离。其最理想的治疗方法是通过全面的产前护理减少早产的发生率及仔细检测婴儿室内的氧气含量。

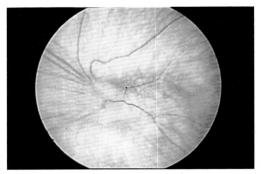

图 518 早产儿视网膜病晚期伴视盘及视网膜血管向周围牵引

随着新生儿重症监护的不断发展提高了极低体重的新生儿的生存率，ROP变得更加普遍，眼科医师应该在婴儿出生后6周或妊娠32周的时候检查其周围视网膜，后者年龄小于前者。

在早产儿视网膜病3期出现纤维血管增生导致分界线明显增加的现象时，一般用激光光凝术或巩膜外冷冻（较少用）对损伤缺血的视网膜进行治疗。虽然有严格的检查和治疗指南但是患者视力预后很差，因此经常会被患者家属诉讼，导致很少有眼科医师愿意从事这一疾病的治疗。目前，正提出基于网络的远程医疗系统，由护士拍摄视网膜照片，然后技术人员将其发送到远程站点，最终由专家进行审核。

玻璃体

玻璃体是一种透明的胶状物，其成分中98%为水，其内含有的透明质酸酶和胶原纤维使其黏性较大，玻璃体填充眼球内部，就好比空气填充气球一样。

视网膜和脉络膜疾病通常会引起脱落的残片保存在玻璃体内，此时患者会有类似飞蚊症样症状，在观察亮白色的平面时症状更加明显。如果是近段时间出现症状，则需要用间接检眼镜进行详细的视网膜检查。

在葡萄膜炎、眼内炎、视盘炎患者的玻璃体内可检测到白细胞（图519），而红细胞常见于糖尿病视网膜病变相关的出血，视网膜裂孔、视网膜脱离及创伤也会引起玻璃体内出现红细胞，但是较少见（图520、图521）。

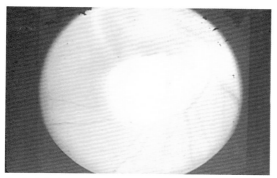

图 519　由于在玻璃体内存在白细胞，弓形虫视网膜脉络膜炎看起来十分模糊

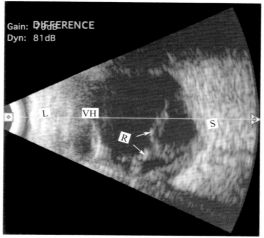

图 520　B 超示视网膜脱离（R）伴玻璃体积血（VH）、晶状体后表面（L）及巩膜（S）

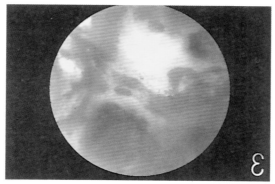

图 521　钝挫伤致视网膜前、视网膜内及视网膜下出血称为视网膜震荡
出血可进一步发展到玻璃体内；在可疑躯体虐待中 85% 的患儿可见创伤性出血，此种
病例必须明确疾病相关可疑躯体虐待动作发生的时间

在星形玻璃体变性中，数百个小球悬浮在玻璃体内，但是患者的主观症状却不是很明显，当详细询问时，患者才会意识到自己看到了悬浮物（图522），这些钙磷脂晶体在无明显诱因下沉积在玻璃体内，用检眼镜检查时，这些病变就像是银河系中的星星，且通常为良性的，不需要治疗。

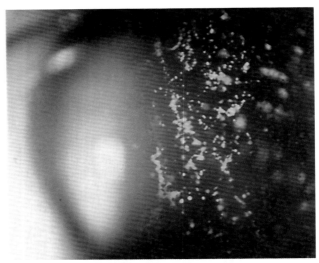

图 522 裂隙灯观察示星型玻璃体变性

在左侧可见晶状体、右侧可见玻璃体

当玻璃体内出现血细胞、白内障或角膜浑浊导致无法直接观察的情况时，可用 B 超扫描进行评估。

玻璃体后部脱离

随着年龄的增加，玻璃体会出现液化和收缩，年龄超过70岁时，其液化、收缩的发病率为63%（图523）。正常情况下，在玻璃体基底部（与锯齿缘相邻）、黄斑、视盘处玻璃体与视网膜紧密相连，正常情况下，如果这些部位受到牵引会出现闪光、悬浮物等感觉，除此之外，不会有其他不良后果，然而，玻璃体后部脱离（PVD）会同时撕裂薄层的覆盖视网膜神经纤维层的内界膜（ILM）。

内界膜发生中断会使神经胶质细胞往视网膜表面生长，形成视网膜前膜（ERMs），其在年龄大于 63 岁的成年人中的发病率为34%。神经胶质细胞增生最初是清澈、反光的玻璃纸样膜，随后逐渐变成半透明状、浑浊状，进而视力也受到了影响。ERM 可以收缩引起黄斑皱缩伴视网膜褶皱、视觉失真

（图 524、图 525）。如果视力明显受损可以用玻璃体切割手术和膜切除术进行治疗（图 526 ～图 528）。

12% 的 PVD 患者不仅会有内界膜撕裂，而且可累及视网膜感觉层（图 538），在这些发生视网膜裂孔的患者中，70% 会继续进展为全层裂孔（图 539），甚至会出现视网膜脱离（图 529）。

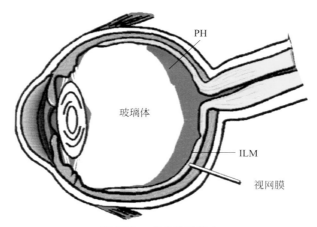

图 523　玻璃体后脱离

玻璃体后表面称为玻璃体后界膜（PH），由浓缩的胶原纤维组成，此膜覆盖在相邻的视网膜表面称为内界膜（ILM）

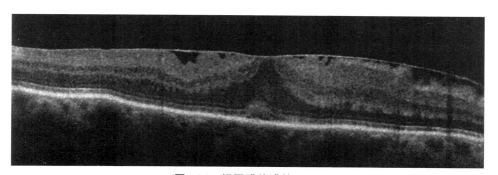

图 524　视网膜外膜的 OCT

形状似位于视网膜表面的一条白线；由于黄斑水肿导致视网膜起皱、增厚，因此，外膜收缩后会引起皱褶

（由 UMDNJ David Yarian 博士提供）

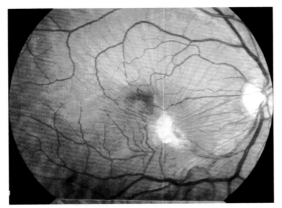
图 525　黄斑皱褶伴明显的牵拉，在人群中发病率为 6%

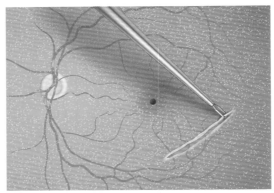
图 526　经常使用刀片或镊子在内界膜上制造最初的皮瓣，可通过注射曲安奈德以识别
（由 Chris Gralapp 说明）

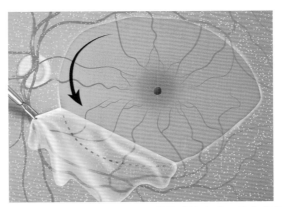
图 527　环形剥离不透明的视网膜前膜伴有或不伴有内界膜
（由 Chris Gralapp 说明）

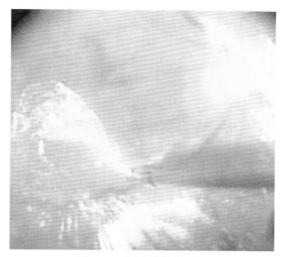

图 528　视网膜前膜剥除

〔由 M. E. Parah, M. Maia 和 E. B. Rodrigues 及 Am. J. Ophthalmol 2009, Vol. 148(3), 338.
提供；获 Elsevier 允许后转载〕

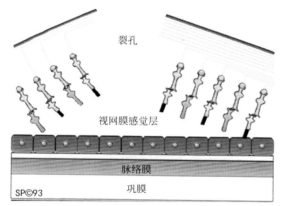

图 529　视网膜裂孔伴视网膜感觉层从色素上皮细胞层脱离

视网膜裂孔及脱离

视网膜脱离（或 RD）是指含有视杆细胞和视锥细胞的视网膜神经上皮层与位于其下层的 RPE 层分离的病变（图 529），在正常情况下，这两层粘连得并不是很紧密，经常会因受到牵引或液体进入两者的间隙而导致分离，66% 的视网膜脱离始于周边视网膜部位因近视变薄发生视网膜格子样变性，8% 的患者可用间接检眼镜看到视网膜的格子样变性，即在视网膜锯齿缘附近可见到白色网线伴黑色色素（图530、图532）。视网膜裂孔也常见于这些区域，其病因有可能是自发的，也有可能是创伤、白内障手术、玻璃体牵引（图537）或者糖尿病引起的视网膜收缩。经常会看到液体进入视网膜裂孔及脱离部位（图531、图532），因此，称为孔源性视网膜脱离。但是，并不是所有的视网膜裂孔都需要治疗，较小的、圆形、无症状的裂孔通常都不需要治疗。伴有玻璃体牵引的、新近出现症状的、较大的、马蹄形裂孔必须进行封闭治疗。无裂孔的非孔源性视网膜脱离较罕见，其病因多为发生脉络膜肿瘤及巩膜炎时，脉络膜积液流入视网膜内引起。视网膜脱离的临床表现通常包括视力丧失、形容为"帘"伴闪光和飞蚊症。经检眼镜检查可表现为隆起状、灰色的膜，但是当出现玻璃体积血时会掩盖此表现，导致用检眼镜观察不到视网膜脱离发生的病变。然而，当用裂隙灯观察到由 RPE 释放的淡红色的玻璃体碎片（"烟草灰尘"）时，也能提示可能出现视网膜脱离或视网膜裂孔。

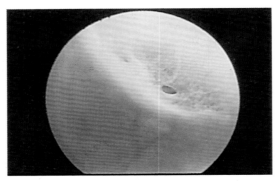

图 530　格子样变性伴圆形裂孔

（由 Leo Bores 提供）

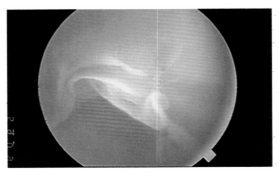

图 531　视网膜脱离伴大孔洞

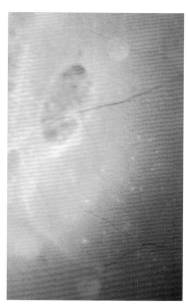

图 532　格子样变性处巨大的撕裂和裂孔导致视网膜脱离

可用激光手术、冷冻疗法修补视网膜裂孔，或用透热疗法创建脉络膜视网膜粘连瘢痕也可以修补视网膜裂孔（图 533）。在治疗上，当黄斑处还未被累及时，其治疗比较紧急，根据脱离的类型和大小，可以选择复杂程度不同的手术。较小的裂孔或脱离，尤其是 12 点处发生的脱离，可用充气性视网膜固定术治疗，此手术主要是在玻璃体内注射空气，然后按压视网膜紧贴脉络膜，通过控制患者的头部位置修补裂孔，注射的气体常用全氟丙烷（$C_3 F_8$），通常会维持几天后被吸收，如果必要可以维持数周。当遇到病情较复杂的患者，可用硅酮油，并且在 2 ～ 3 个月内将其从眼内清除，如果怀疑患者出现了玻璃体视网膜牵引，则需要进行平坦部玻璃体切割术。环形巩膜扣压术（图 534、图 535）可以将巩膜向后推动后更接近视网膜。在巩膜扣压术中，要将视网膜下积液从巩膜切口引流，再经巩膜在视网膜上进行冷冻疗法或透热疗法。

玻璃体黄斑牵引可以通过粘连松解自行缓解也可导致黄斑囊肿及部分或全层的黄斑裂孔。部分裂孔（板层孔）可降低视力，且发现后无须治疗（图 538）。但是，79% 的裂孔会进展为全层裂孔伴严重的中心视力下降，因此要密切监测病情变化。可用玻璃体切割术松开牵引带（图 537、图 539 ～ 图 542），在玻璃体内注射气体后叮嘱患者回家俯卧 2 周以使气体上升并填塞裂孔。有一种新的非手术治疗方法就是通过玻璃体内注射质子化蛋白（ocriplasmin-Jetrea）溶解玻璃体黄斑粘连。

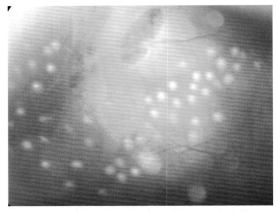

图 533 冷冻治疗之后，上图中的视网膜脱离接受膨胀性的气体 C_3F_8、摆正体位，确保气体填补裂孔

（由 Jiuhn-Feng Hwang 博士、San-Ni Chen 博士提供；经 Elsevier 允许后从 Am. J. Ophthalmol, 2007. 2, Vol. 143, No. 2, 217-221 复印）

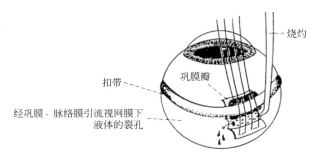

图 534 巩膜扣压术修复视网膜脱离

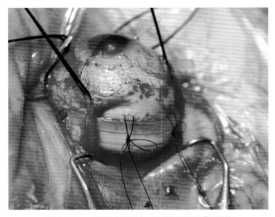

图 535 用硅树脂扣修复视网膜脱落
（由 UMDNJ Stuart Green 博士提供）

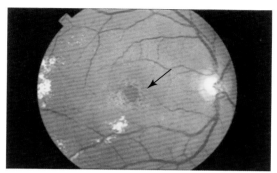

图 536　糖尿病视网膜病伴渗液及黄斑裂孔（↑）

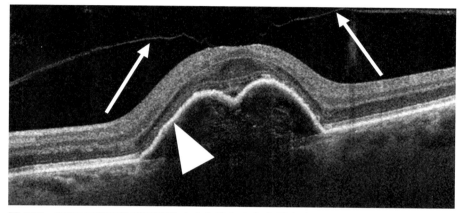

图 537　OCT 示玻璃体黄斑牵拉（↑）伴色素上皮脱离（△）及视网膜液体，但是还
没有孔洞

注意视网膜中心凹消失（由 UMDNJ David Yarian 博士提供）

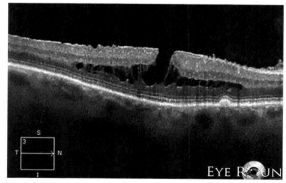

图 538　板层孔，即部分撕裂的黄斑裂孔 OCT

同样，也要注意位于视网膜表面的黄斑前膜
（由艾奥瓦大学提供，Eyerounds.org）

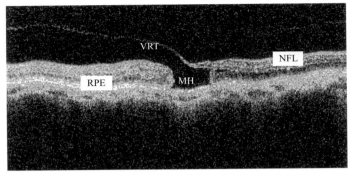

图 539　玻璃体创伤导致的黄斑全层裂孔 OCT 扫描
RPE—视网膜色素上皮细胞；NFL—神经纤维成；MH—黄斑裂孔；
VRT—玻璃体视网膜创伤

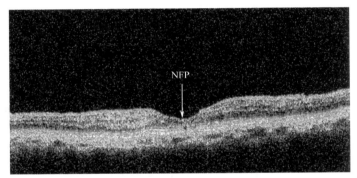

图 540　玻璃体内注射气体的玻璃体切割术后的黄斑裂孔的 OCT 图像
NFP—正常的视网膜中心凹

平坦部玻璃体切割术

玻璃体手术过程中，经平坦部前部在眼内插入 3 个手术设备（图 541、图 542），这个部位避开了富有血管的睫状突和精细的视网膜。通过测量 3.5mm 的角膜缘后部，将入口定位到巩膜上，其中一个设备是用于眼内照明，一个是用于注入平衡盐以取代移除的眼内组织，还有一个是用于切除和移除玻璃体膜，以获得用于组织细胞学或培养的标本、注射药物、气体或硅酮油，对视网膜进行烧灼或激光光凝术治疗以及插入用于移除异物的镊子或 / 和磁石。这些过程都是角膜上放置角膜接触镜后，经显微镜观察进行的。玻璃体切割术的最常见并发症是白内障，其次是视网膜出血、裂孔及视网膜脱离。正因为玻璃体切割术有此类副作用，当患者出现飞蚊症时，很少会建议行玻璃体切割术进行治疗。在有些情况下，由于种种原因，用玻璃体切割术获得的组织学标本进行诊断时并不会获得准确的诊断结果，经常会引起视力受损、淋巴瘤、葡萄膜炎及眼内炎。

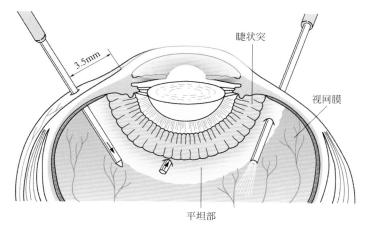

图 541　平坦部玻璃体切割术

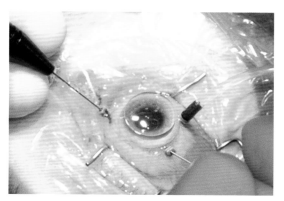

图 542　平坦部玻璃体切割术
光照位点、冲洗位点及抽吸位点；用角膜接触镜和手术显微镜可以看到眼睛的内部
（由 UMDNJ. Stuat Green 博士提供）

附录 1
高脂血症

正常血脂	
正常胆固醇	< 199mg/dL
HDL 胆固醇	> 39mg/dL
LDL 胆固醇	< 99mg/dL
LDL/HDL 比值	< 3.6
甘油三酯	< 150mg/dL

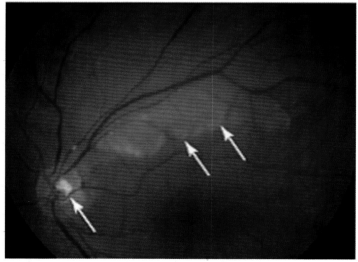

图 543　来自颈动脉的视网膜分支动脉栓子（↑），导致视网膜缺血变苍白（↑↑）
（由·Elliot Davidoff 博士提供）

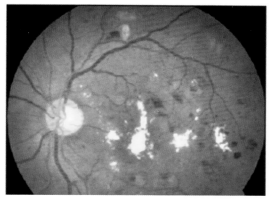

图 544 在糖尿病患者中，脂蛋白渗出物从毛细血管内流至胞外间隙形成硬性渗出
降低血脂水平可以帮助减少此类并发症（由 Joanna Gostyla 提供）

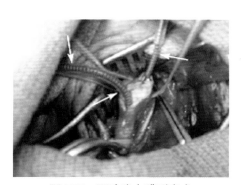

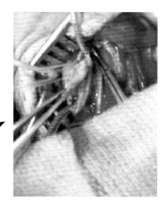

图 546 用小铲和镊子切除
血栓（见图 135）

图 545 颈动脉内膜剥离术
临时分流（↑）到旁路的手术部位，是治疗
颈动脉狭窄的金标准，如果有禁忌证，则可
以考虑植入支架
（由圣彼得大学医院 Niranjan Rao 博士提供）

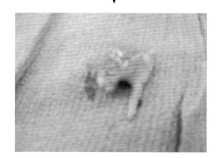

图 547 从颈动脉切除的斑块

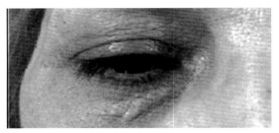

图 548　黄斑瘤是位于上、下眼睑内侧的不规则的、浅黄色斑块，通常为遗传性的，有时与高胆固醇血症相关，51% 会增加心脏病发作的风险

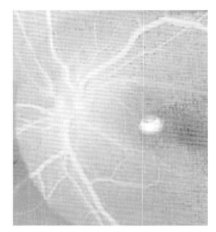

图 549　奶油色、白色的视网膜血管常提示脂血症视网膜

此类疾病在甘油三酯水平 > 2500mg/dL 时发生；此例患者甘油三酯为 29000mg/dL、胆固醇水平为 1470mg/dL（由 Murat Ozdemir 博士及 Ophthalmic Surg. Lasers Imaging, 2003, Vol. 34, 221-222. 提供）

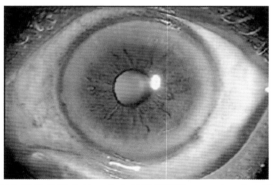

图 550　角膜环是角膜缘处狭窄的、白色的脂质浸润环，以一光亮的区域与角膜缘分开，几乎所有年龄大于 80 岁的人的眼内都可以看到这种病变，但是，如果出现在年龄小于 50 岁的人，且表现为隆起状，则需要进一步检测血脂

附录 2
阿姆斯勒方格表

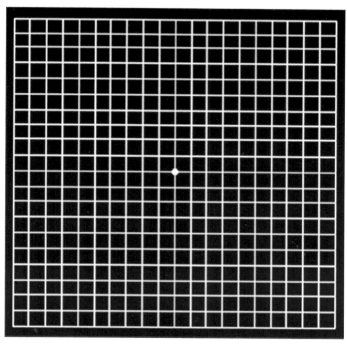

图 551　阿姆斯勒方格表

1. 近视力检查时应佩戴最佳矫正镜片。

2. 将方格表置于视平线 35cm 处。

3. 遮住一只眼睛。

4. 凝视方格的中心点。

5. 检测是否出现波浪状、扭曲的线条，或是盲区。

波浪状线条或视力障碍表明干性黄斑病变向湿性黄斑病变进展，检查中心性浆液性视网膜病患者时也会出现线条变弯曲的情况。